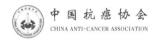

中国抗癌协会
CHINA ANTI-CANCER ASSOCIATION

HIFU 治疗

中国肿瘤整合诊治技术指南（CACA）

CACA TECHNICAL GUIDELINES FOR HOLISTIC INTEGRATIVE MANAGEMENT OF CANCER

2023

丛书主编：樊代明

主　编：赵　洪

U0244793

天津出版传媒集团

天津科学技术出版社

图书在版编目(CIP)数据

HIFU治疗 / 赵洪主编. —— 天津：天津科学技术出版社，2023.7

("中国肿瘤整合诊治技术指南(CACA)"丛书 / 樊代明主编)

ISBN 978-7-5742-0879-7

Ⅰ.①H… Ⅱ.①赵… Ⅲ.①肿瘤—超声波疗法 Ⅳ.①R730.59

中国国家版本馆CIP数据核字(2023)第036428号

HIFU治疗
HIFU ZHILIAO

策划编辑：方　艳
责任编辑：张建锋
责任印制：兰　毅

出　　版：天津出版传媒集团
　　　　　天津科学技术出版社
地　　址：天津市西康路35号
邮　　编：300051
电　　话：(022)23332390
网　　址：www.tjkjcbs.com.cn
发　　行：新华书店经销
印　　刷：天津中图印刷科技有限公司

开本 787×1092　1/32　印张4　字数60 000
2023年7月第1版第1次印刷
定价：48.00元

编委会

丛书主编

樊代明

主　编

赵　洪

副主编（以姓氏拼音为序）

黄金华　姜立新　李　芳(重庆)　　孙海燕　杨武威
周　崑　周玉斌

编　委（以姓氏拼音为序）

艾星子·艾里　　陈锦云　陈　行　陈旖旎　戴　春
戴杭兵　董　弘　冯兰云　冯玉洁　耿晓鸣　宫佳奇
顾文华　郭　蕾　郭　旭　韩　峰　韩　雪　何　佳
胡晓晔　花永强　黄凯峰　黄利辉　黄　勇　黄职妹
吉永烁　贾　朗　焦　桢　金成兵　李　芳(广西)
李　静　李　可　李　陶　李　颖　梁晓华　林金刚
蔺　强　刘春雨　刘　靖　刘晓婉　刘　秀　刘玉美
刘月娥　罗　丽　罗晓茂　马俊旗　孟志强　舟立峰
热孜婉古丽·吾布力　　孙蓬明　孙　群　汤海涛
汪俊涛　王国经　王建宏　王可欣　王　琨　王时峰
王锡斌　王　勇　王玉东　王云东　魏　玺　吴　威
谢　波　徐　骏　徐莲薇　许馨之　许瑶琳　许永华

闫继慈　杨　斌　杨　峄　杨　炜　易金玲　袁　博
张　力　张群霞　张天奇　张晓霏　张晓丽　张　瑜
赵　怀　赵　明　赵庆文　郑　伟　钟　蕙　周　航
周进学　周　敏　周英杰　周　赟　朱本鹏　朱　辉
朱绫琳　祝宝让　庄兴俊　邹大中

目录 Contents

第一章　高强度聚焦超声（HIFU）的概述　…………001

一、HIFU的历史沿革　…………………………………003

二、HIFU的技术原理　…………………………………006

（一）高强度聚焦超声（HIFU）原理　…………006

（二）HIFU系统组成　……………………………007

（三）HIFU局部生物学效应原理　………………011

三、适应证与禁忌证　…………………………………018

（一）技术适应证　………………………………018

（二）禁忌证　……………………………………019

第二章　肿瘤的HIFU治疗　…………………………023

一、肝脏肿瘤　…………………………………………025

（一）HIFU治疗肝癌临床适应证　………………025

（二）HIFU治疗肝癌临床禁忌证　………………026

二、胰腺肿瘤　…………………………………………027

（一）HIFU治疗胰腺癌临床适应证　……………027

（二）HIFU治疗胰腺癌临床禁忌证　……………027

三、乳腺肿瘤 ···028

　　（一）HIFU治疗乳腺癌临床适应证 ···············029

　　（二）HIFU治疗乳腺癌临床禁忌证 ···············029

　　（三）乳腺纤维腺瘤及乳腺癌具以下情形者不宜HIFU治疗

　　···030

四、子宫肌瘤 ···030

　　（一）HIFU治疗适应证 ···························030

　　（二）子宫肌瘤具有以下情形者不适宜HIFU治疗·····031

五、前列腺癌 ···032

　　（一）经直肠HIFU治疗适应证 ···················032

　　（二）前列腺癌及前列腺良性增生具以下情形者不宜

　　HIFU治疗 ·····································033

　　（三）前列腺良性增生具以下情形者慎行HIFU治疗

　　···033

六、骨肿瘤 ···033

　　（一）HIFU治疗骨肿瘤适应证 ···················034

　　（二）HIFU治疗骨肿瘤禁忌证 ···················034

七、腹膜后占位 ···035

　　（一）HIFU治疗腹膜后占位适应证 ···············035

　　（二）HIFU治疗腹膜后占位的临床禁忌证 ·········035

八、肾脏肿瘤和肾上腺肿瘤 ···036

九、软组织肿瘤，包括软组织肉瘤、侵袭性纤维瘤等实体瘤

···036

十、子宫腺肌病 ···037

（一）HIFU 治疗子宫腺肌病的临床适应证 ·············037

（二）HIFU 治疗子宫腺肌病的临床禁忌证 ·············038

十一、其他 ···039

第三章　肿瘤 HIFU 治疗的操作流程 ·················041

一、确定 HIFU 治疗的条件 ···043

（一）病史采集 ···043

（二）明确诊断 ···044

（三）影像学检查 ···044

（四）HIFU 治疗前讨论（术前讨论） ·············045

（五）知情同意 ···047

二、HIFU 治疗术前准备 ···048

（一）制定治疗方案 ···048

（二）治疗前的专项准备 ···050

三、HIFU 治疗术中操作 ···054

（一）超声引导下的 HIFU ·································054

（二）MRI 引导 HIFU 消融（以子宫肌瘤为例） ·····058

（三）体内（经自然腔道）HIFU消融 ·················063

（四）HIFU治疗中的其他制约因素 ·················065

四、HIFU治疗术后处理 ·····························070

（一）术后常规处理 ·······························070

（二）并发症防治 ·································071

第四章　肿瘤HIFU治疗的疗效评估 ·················077

一、影像学评估 ···································079

（一）早期影像学评估 ·····························080

（二）后期影像学评估 ·····························083

二、临床综合评价 ·································084

三、生存期评价 ···································085

第五章　肿瘤HIFU治疗的随访和展望 ···············087

一、随访 ···089

二、HIFU技术不足与展望 ···························090

（一）超声引导：图像受干扰，不够清晰 ·············090

（二）MRI引导的不足 ·······························091

（三）靶点的测温 ·································091

（四）HIFU能量的衰减和流失 ·······················092

（五）数字化远程会诊及手术 ·······················093

参考文献　·····································094

第一章

高强度聚焦超声（HIFU）的概述

高强度聚焦超声（High Intensity Focused Ultrasound，HIFU）是近20年发展起来的肿瘤局部微无创治疗技术，该技术利用超声波实时显像特性，以及穿透性和方向性（可聚焦性），将超声波聚焦于体内肿瘤，在焦点处达到较高能量密度，产生高温（65℃~70℃），使肿瘤组织产生变性或凝固性坏死；肿瘤周边正常组织由于不在焦点范围内避免了不可逆损伤。焦点层层叠加，可覆盖整个肿瘤，因此HIFU可以达到较好的适形性。超声波是机械波，对病人无辐射伤害，治疗可以重复进行。经20多年临床实践，HIFU技术作为一种独立的非侵入性疗法，已广泛用于肝癌、胰腺癌、骨肉瘤、乳腺癌，腹膜后肿瘤（原发或转移）等恶性肿瘤的治疗，同时在子宫肌瘤和子宫腺肌症等良性肿瘤治疗中也显示独特优势。

一、HIFU的历史沿革

HIFU的概念（即从体外发射超声波，并将其聚焦于体内病灶，通过高温使焦点组织产生凝固性坏死）由国外学者提出于20世纪40年代。到50年代，国外学者在动物实验中尝试聚焦超声加热体内病灶，由于当时受限于精准引导的影像监控技术缺乏和对超声生物学效应的理解不足，HIFU技术在之后几十年中鲜有突破。直至20世纪80年代，中国学者发明了监控超声探头与治疗超声探头一体化技术，从而实现了精准影像监控引导下的超声波能量精准投放，HIFU技术再次引起全世界关注。1997年，中国生产出全球第一台超声监控（引导）的高强度聚焦超声肿瘤治疗设备，并于1999年通过国家食品药品监督管理局认证。此后中国又有多款高强度聚焦超声设备上市，并迅速投放临床，获批的适应证集中在肝癌，乳腺癌，骨肉瘤及其他软组织肿瘤。超声引导的聚焦超声消融手术（ultrasound guided focused ultrasound ablation surgery，USgFUAS）开始用于子宫良性疾病及中晚期恶性实体肿瘤的治疗。2004年，由以色列Insightec和美国GE公司联合研发的磁共振监控聚焦超声手术（magnetic resonance imaging guided focused ultrasound surgery，MRgFUS）设备通过美国FDA认证，获批适应证是妇科子宫良性疾病的治疗；1987年Naren Sanghvi等开发出世界首台经直肠前列腺消融设备Sonablate-100，自2015年以来已有多款通过FDA、CE认证的经直肠聚焦超声治疗设备上市。

中国的HIFU工作者不但研发了全球首台体外高强度聚焦超声治疗设备，还积极推动了国际国内相关标准或指南的制定工作，2005 年，全球首个《聚焦超声肿瘤治疗系统临床应用指南（试行）》发布，之后两年中，原卫生部先后批准了在重庆医科大学和复旦大学附属华东医院建立国家级"聚焦超声肿瘤治疗培训基地"；2013 年，全球首个聚焦超声消融治疗设备工程技术国际标准（IEC 60601-2-62）颁布；2017 年，HIFU 消融技术被纳入《子宫肌瘤诊治中国专家共识》；2020 年，中国发布了《聚焦超声消融手术临床应用技术规范专家共识》。截至 2020 年，中国 HIFU 创新团队累计主持 2 项行业标准制定，参与 6 项国际标准、1 项国家标准、2 项行业标准制定，以及 1 项国家标准修订；参与 8 项国家临床规范指南/共识制定。

在当前所有高端医疗设备中，HIFU 是少有的中国拥有独立知识产权并成功实现规模化生产的集成系统，堪称"中国智造"。HIFU 代表了肿瘤局部治疗中"微无创"和"精准、适形"的发展趋势，被称为 21 世纪的肿瘤绿色治疗。中国的 HIFU 创新科技团队和临床应用团队在过去 30 年中不断探索，不断发展壮大，为肿瘤微无创治疗理念的践行和 HIFU 技术的发展应用，做出了重要贡献。

二、HIFU的技术原理

（一）高强度聚焦超声（HIFU）原理

1.体外HIFU

超声波有穿透性和方向性，将在体外超声换能器产生的超声波聚焦于体内病灶（空间焦域或称焦斑，其线度一般为毫米量级），使焦域声强高达每平方厘米几千乃至上万瓦，位于焦域的病灶组织，如肿瘤、增生等，在数秒内迅速升温至65℃~70℃以上。

超声焦域（-6dB）三维体呈椭圆体，其长轴（焦域纵向尺寸）约10~30mm，短轴宽度即焦域横向尺寸约1.2~3.0mm。椭圆体焦域即HIFU治疗的基本单位，HIFU依靠电脑控制系统采用点、线、面、体点阵适形精确扫描方式，立体覆盖肿瘤。

超声波也是一种显像手段，因此HIFU治疗可在超声波实时定位和全程监控下进行，确保定位准确性和治疗安全性。

2.经直肠HIFU

经直肠HIFU是指使用微小形聚焦超声探头经人体自然腔道贴近目标靶区进行体内消融治疗的聚焦超声消融方式，经直肠聚焦超声设备通过声透镜来使超声束聚焦，制成较小棒状治疗探头，因其尽可能抵近目标靶区，可在较小焦距上进行治疗。这种治疗方式易于形成较小焦斑，一般可用于精确治疗。同时由于焦域直径小，可用较小输出功率形成较大声强，完成 HIFU 所需指标。

由于经腔道技术限于人体自然腔道尺寸，对换能器大小有严格要求。目前临床被广泛推广的仅有经直肠聚焦超声消融设备。美国 Sonacare Medical 公司的 Sonablate 和法国 EDAP 公司的 Focal One 是已获 FDA 及 CE 上市认可的两款设备。

（二）HIFU 系统组成

HIFU 设备由治疗头及声耦合装置、超声功率发生器、测位装置、定位装置、控制装置、患者承载装置和水处理装置组成。

1.聚焦声源

聚焦声源是 HIFU 设备的关键部分，由聚焦超声换能器和超声功率源组成。聚焦超声换能器有单元、多元、相控阵等多种换能器结构。单元换能器有声透镜、凹球面聚焦方式，其中声透镜聚焦换能器电声转换效率低。凹球面聚焦方式是电声转换效率高，聚焦声场性能及其稳定性是最理想化的聚焦换能器。独立的多元阵结构换能器，电声转换效率高，但是，聚焦声场性能较差。相控阵换能器由多个（大于等于300只）换能器基元有序排列成阵列组成，通过与基元对应数量的超声功率源相位、输出功率的控制，达到电子动态聚焦，即可动态调节焦域的大小、形状及其位置，以达到在特定声传播媒介条件下对靶组织进行动态跟踪治疗。由于实际制造工艺、控制程序均较复杂，声场聚焦性能效果还不能令人满意，还需进一步摸索发展。

2.测位装置

测位装置用于确定靶组织空间位置并在治疗中进行监控。HIFU用于临床的测位装置是B型超声诊断仪或磁共振（magnetic resonance imaging，MRI）。

（1）B型超声诊断仪：B超诊断探头安装在聚焦超声换能器辐射面中央圆孔，其超声成像的解析度基本可满足人体组织结构的显像，实现HIFU实时引导及焦域定位。如HIFU治疗达到组织消融，从而导致组织声阻抗值变化，则超声可实时监控到治疗区域的声灰阶变化。但是，由于这个灰阶值中包含了多方面因素的干扰，如组织空化和或气化所产生的气泡、快速温升和凝固性坏死结构的改变等，随着观察时间延长，回声强度会逐渐减弱，强回声范围逐渐减小。因此，HIFU治疗时声灰度的变化，仅为参考。

（2）MRI：MRI图像的软组织对比度明显高于B超和CT，能清楚分辨各种不同组织，反映组织器官详尽解剖学细节。还是一种多参数的成像方法，不仅能显示组织结构解剖学图像资料，还能提供组织特征和功能信息。人体组织内与温度相关的一些参数都会影响MRI图像，MRI温度成像仪可监测HIFU治疗靶区温度。MRI用于HIFU治疗温度成像，空间分辨力不高，虽然温度的分辨率可达1℃，成像时间可达秒级，但还不能实现"实时监控"。

3.定位装置

根据治疗头–声耦合装置与患者接触方式，HIFU定位装置分上和下置式两种

（1）上置式 患者取仰卧位，与上置水槽水囊直接接触（表面涂有超声耦合剂），在水槽中的聚焦超声换能器由上向下发射超声束。取仰卧位不易疲劳，不直接接触水，安全卫生；上置式水囊脱气水重量压制患者，可防止患者移动，减小内脏器官移位，有利治疗安全。治

疗时不需对患者进行绑定或麻醉，治疗快捷简便。由于在声通路中存在水囊膜干扰，超声图像质量会受到一定影响；另外，如皮肤和水囊膜耦合不佳，在接触面容易产生皮肤损伤。

（2）下置式 患者俯卧于承载装置上，直接接触下置水槽水面，下置水槽中的聚焦超声换能器，由下向上发射超声束进行HIFU治疗。由于声通路中患者和水直接接触，避免了水囊的干扰，在同样情况下，超声图像质量比较清晰。脱气水需消毒杀菌处理以防水介质对患者健康影响，特别是对表皮有破损者。患者取俯卧位较仰卧位易于疲劳，要控制治疗时间，如患者在清醒状态容易体位移动，治疗时需对患者进行绑定或麻醉。另外，俯卧位时，腹部肠道因重力下垂，有可能阻挡超声辐射声道，所以，下置式治疗深部肿瘤应特别注意肠管损伤。

4.控制装置

HIFU控制装置由专用控制软件和控制装置硬件组成。控制装置具有控制治疗头、患者承载装置等多维运动功能，专用控制软件具有控制换能器多维精确移动，换能器焦点定位，肿瘤适形治疗方案规划，换能器输出声功率、发射时间、停顿时间、点距等治疗参数的功能，测位装置有医学影像成像处理、患者信息处理计划等功能。专用控制软件的拓展功能有：焦点及其附近区域温度显示，治疗区域三维重建，医学影像图像融合，网络远程在线指导，医院信息系统（HIS）连接等。

（三）HIFU局部生物学效应原理

HIFU主要通过消融热效应、非消融热效应及其他非热效应引起局部生物学效应，各种效应并非独立存在，而是在一定程度上相互协同、相互影响。

1.热消融效应

热消融是HIFU消融治疗的主要方式。超声波在组织中传播引发介质振动，介质摩擦产生的部分能量转化为热量，热量的大小决定于介质吸收系数，以及超声波的强度和辐照时间。当体外超声波在靶组织焦域内聚焦时，可使局部组织温度升高至55℃以上，在较短时间内持续聚焦产热，使靶组织细胞内蛋白质变性，从而产生不可逆凝固性坏死，进而表现为靶组织细胞坏死、溶解、吸收，达到热消融目的。此外，超声波瞬时空化效应可协同热效应，有效提高热消融效率。

2.非消融热效应

非消融热效应指局部组织温度升高在43℃~55℃间且持续一定时间时，靶组织内相关信号通路激活可诱生以外源性为主的细胞凋亡，造成靶组织不可逆性损伤。对HIFU治疗而言，同时相对低强度的聚焦超声可通过声空化效应、声辐射力、微环境紊流剪切，在靶组织细胞或血管内皮细胞上形成暂时性、可逆性通道，细胞及血管通透性增加，不仅有利于炎症细胞聚集，同时也有利于增加全身协同治疗药物穿透。在肿瘤的HIFU治疗中，由于声通道中上层组织的干扰及肿瘤的血供差异，即使在完全标准治疗参数下，靶区未能达到热消融并非少见，但在随后临床观察中发现肿瘤生长仍受明显抑制。虽然目前在解释HIFU非消融热效应时会在一定程度上借用肿瘤热疗机制，由于在HIFU治疗中，焦域内肿瘤组织加热和升温时间很短，常在10秒内，而热疗的累计加温时间长达几小时甚至10小时以上，显然HIFU非消融效应机理和肿瘤热疗是不同的，还需进一步研究探讨。

3.机械效应

高频超声波通过介质时，施加给介质分子瞬时加速度，产生剪切力，从而改变物质结构，这就是超声波的机械效应。这种强度适当的机械效应作用于人体细胞时，在超声波作用下，生物组织将受到压力作用，并产生速度和加速度的变化，可使大分子降解、蛋白质变性、细胞变形。

4.空化效应

液体中微小泡核在超声波作用下，经历超声的稀疏相和压缩相，体积生长、收缩、再生长、再收缩，多次周期性震荡，最终高速度崩裂产生射力作用和微声流的动力学过程。空化作用需气泡存在，运用微泡造影剂能降低超声波的空化阈值，增强空化效应。

空化效应大致分两类：惯性空化（瞬时空化，transient cavitation）和非惯性空化（稳定空化，stable cavitation）。惯性空化特征是在超声作用下气泡膨胀为原大小的多倍，并且快速崩溃。在崩溃阶段，泡内气体被压缩，泡内温度明显上升，引发冲击波，甚至能产生自由基。以惯性空化效应为原理的"空化刀"/组织损毁技术（histotripsy），以非接触、非热效应机械作用在靶组织中产生破坏性气泡，将靶组织机械裂解为碎片，可产生媲美传统热消融的疗效。动物实验证实空化效应损毁肿瘤后，免疫反应水平比化疗和热消融更高，这可能与机械作用能在破坏肿瘤后更好保存肿瘤抗原活性、树突状细胞（dendritic cells，DC）受到的刺激更强有关。

非惯性空化是指超声压力非线性驱动气泡半径发生改变的过程。这时的气泡可理解为一个具有硬度和惯性的振荡器。其硬度由泡内的气体决定；运动的惯性则主要由气泡周围的液体决定。当用接近气泡自然共振频率的超声驱动时，气泡会出现共振现象，利用这种现象可刺激细胞表面的离子通道和干预细胞通路。

5.微小血管损伤

对直径小于0.2mm的微小血管，热消融可直接损伤瘤细胞内小血管血窦内皮细胞，引起内皮细胞核消失，血管肌细胞溶解，血窦结构塌陷，同时管腔内伴有红细胞大量聚集形成微血栓，可有效破坏瘤内微小血管。而对肿瘤内部及毗邻的较大血管，因血流量相对微血管更大，可带走更多热量，影响靶组织热沉积，HIFU难以对其造成损伤，这种对血管的选择性损伤机制在损伤肿瘤内部微小血管的同时可保护周边毗邻大血管，并促进局部新生肉芽组织对坏死的肿瘤组织的修复。

Yang等用HIFU（4 MHz，1500 W/cm^2）对活体兔

腹主动脉和下腔静脉进行辐照未造成血管损伤，而将其用于辐照鼠肝脏时却发现肝内直径小于0.2 mm的血管被损伤、阻塞。

6.免疫效应

HIFU治疗作为肿瘤治疗中一种局部控制手段，还可通过多种机制调控免疫反应。在肿瘤免疫治疗时代，HIFU的免疫调控作用及其与免疫治疗联用策略格外值得研究和关注。近年来，越来越多证据显示HIFU对控瘤免疫反应具正向调控作用，其可能机制：

（1）消融促进肿瘤抗原释放：肿瘤抗原暴露与识别是启动特异性免疫应答必不可少的一环。局部消融原位毁损肿瘤，理论上可将所有肿瘤抗原保存并原位释放。在小鼠冷冻消融模型中，原位释放的肿瘤抗原可以诱生特异性控瘤免疫反应；冷冻消融后即刻去除产生的瘤细胞碎片，小鼠则无法产生有效的控瘤免疫记忆。在小鼠黑色素瘤模型中，使用射频消融及冷冻消融后均可见树突状细胞吞噬肿瘤抗原，2天后外周淋巴结中10%树突状细胞可特异性识别肿瘤抗原，进一步证实局部消融具释放抗原作用。HIFU空化效应等可使瘤细胞表面的抗原决定簇暴露，增加瘤细胞抗原性；HIFU消融可通过热效应或机械效应使瘤细胞发生坏死并产生细胞碎片，由其产生的肿瘤裂解物可诱导树突状细胞成熟。这种利用肿瘤抗原诱导的免疫应答具主动性和特异性，被认为是最安全、有效的肿瘤免疫治疗方式。但由于个体差异大，肿瘤特异性抗原缺乏是长期以来阻碍肿瘤免疫治疗疗效的重要因素之一。HIFU所产生的肿瘤裂解物在理论上包含肿瘤抗原完整信息，尽管如此，由于高温引起的肿瘤血管封闭和部分肿瘤抗原的变性失活，可能导致肿瘤对免疫细胞的通透性差和抗原释放不足。由于HIFU的设计和预期温度在70℃左右，低于射频、微波等插入式消融温度，提示HIFU消融对肿瘤抗原的保护可能优于插入式热消融。

（2）非消融效应诱导细胞凋亡：在HIFU消融区之外存在一个温度梯度，这个区域的肿瘤组织温度在50℃~60℃，另外未能达到消融疗效的HIFU治疗也使肿瘤组织达到同样温度区间，该区域细胞大多数发生了凋亡：细胞受热诱导热休克蛋白（Heat Shock Proteins，HSPs）的产生及促炎症因子，如白细胞介素12（IL-12）、干扰素-γ（IFN-γ）和肿瘤坏死因子-α（TNF-α）等细胞因子的表达，诱导免疫原性细胞死亡（immunogenic cell death，ICD），释放内源性危险信号（Damage-associated molecular pattern，DAMPs），导致免疫细胞分泌IFN-γ和/或TNF-α，使肿瘤中CD4+和CD8+细胞积累增加。与此同时，细胞凋亡后，死亡细胞可通过胞吞作用被巨噬细胞吞噬，吞噬了凋亡细胞的巨噬细胞产生IL-10、TGF-β、PGE2等抗炎分子，促进免疫复合物聚集，具有很强免疫原性。

（3）激活控瘤免疫应答：多项研究证据证实HIFU具免疫激活作用。用HIFU处理后的肿瘤疫苗免疫小鼠后可形成保护性免疫记忆，再次接种同种肿瘤后其生长受到显著抑制；在神经母细胞瘤模型中，通过HIFU消融后能诱导有效的控瘤免疫记忆，再次接种后成瘤率显著下降。肝癌模型进行HIFU消融后，肿瘤杀伤细胞数量和功能分子如IFN-γ和TNF-α分泌显著增加。将这些激活的肿瘤杀伤细胞输入荷瘤小鼠，与对照组相比，治疗组小鼠肿瘤减小甚至消退，存活率明显提高。值得注意的是，在一些动物模型中，HIFU的机械效应比热效应显示更强的免疫激活能力。通过调整HIFU治疗参数降低其热效应后，黑色素瘤小鼠体内激活的肿瘤杀伤细胞更多。同样，在小鼠肠癌模型中，低温度HIFU组肿瘤引流淋巴结中DC增加更为显著。此外，HIFU治疗的点阵密度也可影响其免疫激活作用。有研究提出DC主要积聚在损伤区外周，因此增大治疗点阵间隙的治疗方案能增加DC浸润。而且，疏松消融点阵能有效阻止热效应累积，低温可能更利于免疫激活。

（4）联合治疗的免疫效应：HIFU联合微泡治疗可增强空化效应，从而增强HIFU对肿瘤的破坏作用，激活更强免疫反应；低频HIFU还可提高免疫治疗药物递送效率，从而加强肿瘤免疫治疗效果；小鼠乳腺癌模型研究证实，HIFU治疗可重塑肿瘤免疫微环境，促进免疫细胞浸润，联合PD-L1抑制剂具协同作用，可引起全身控瘤免疫反应和远处肿瘤生长抑制作用；而在免疫治疗耐药模型中，HIFU联合CD40激动剂可激活CXCL9+ CD8+T细胞，有效逆转PD-1耐药。以上结果提示通过优化HIFU治疗策略可能得到最佳的肿瘤消融疗效和更强的免疫激活效应。因此，未来进行机制研究及设计联合治疗方案时可将优化不同HIFU治疗策略纳入研究。

三、适应证与禁忌证

（一）技术适应证

（1）病灶能在监测影像上清晰显示（超声或MRI）；

（2）在病灶与皮肤间存在安全声通道，无充气扩张的胃肠道、含气组织、骨组织、瘢痕等，或通过充盈膀胱、增加水囊、人工胸腹水等方式创建安全声通道；

（3）不同治疗换能器对皮靶距要求不尽相同，常用上置式或下置式换能器通常要求病灶浅面与皮肤距离（皮-靶距）大于10~15mm，颈部，胸部皮肤较薄，皮-靶距要求在10mm左右，背部皮肤较厚，皮-靶距要求大于15mm。同时受到焦距限制，病灶深面距皮肤不超过120mm；

（4）病灶与周围重要结构，如神经、膈肌、输尿管、膀胱、椎体等保持5mm安全距离。病灶紧贴上述结构，制定治疗方案，应避开或适当降低功率。

（二）禁忌证

1.绝对禁忌证

（1）含气空腔脏器的溃疡型肿瘤（消化道凸出腔内实体瘤，如位置相对固定，可尝试治疗）；

（2）无安全声通道者；

（3）肿瘤已侵入消化道和气道内者；

（4）机载定位影像系统不能清晰显示的病灶，或不能完成定位的病灶；

（5）治疗部位皮肤破溃、感染及切口未愈合；

（6）超声治疗通道中存在腔静脉系统栓子；

（7）有严重凝血功能障碍者；

（8）治疗区内或声通道上重要血管有较大钙化、斑块，或血管内有栓子形成（门静脉癌栓除外）。

2.相对禁忌证

（1）合并心、肝、肾、脑、肺等器官衰竭，实施治疗可能发生意外者（医生评估确有治疗价值，且术前谈话病人及家属有强烈治疗意愿者例外）；

（2）合并严重恶病质、全身衰竭，或有重度腹水者；

（3）合并血液系统疾病，存在明显出凝血机制障碍者；

（4）采用上置式或水囊透声设备治疗时，水囊膜与治疗部位皮肤不能充分耦合，接触面积过小者；

（5）肿瘤内或治疗区存在急性感染且感染未被控制前；

（6）治疗通道上有金属或其他使超声波不能通过的物体；

（7）声通道上组织曾接受放疗剂量大于45Gy的

放疗；

（8）声通道上组织有大量瘢痕的瘢痕体质者；

（9）心脏状况不稳定（不稳定性心绞痛、6个月内存在心肌梗死、充血性心衰、未被控制的严重高血压）；

（10）有癫痫大发作史者；

（11）严重脑血管病史者（多次脑血管意外或6个月内发生脑血管意外）；

（12）伴有严重糖尿病的患者；

（13）不能耐受相应麻醉或在镇痛镇静下治疗的患者；

（14）孕妇和严重胶原性疾病患者。

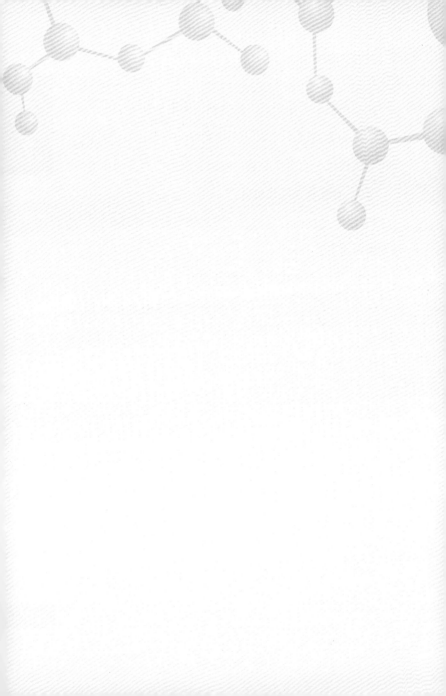

第二章

肿瘤的HIFU治疗

在20多年HIFU治疗实践中，经大量案例疗效观察，在原来比较宽泛的适应证中筛选出一部分已经形成共识的经典适应证，这些适应证一般具有以下特点：①HIFU完成治疗临床病例较多；②文献证据充足；③ HIFU的优势能充分体现。主要有：子宫肌瘤、子宫腺肌病、肝脏肿瘤、胰腺癌、良性前列腺增生、前列腺癌、乳腺肿瘤、软组织肿瘤、骨肿瘤、肾肿瘤、肾上腺肿瘤、膀胱癌，以及具有良好超声通道的腹盆腔或腹膜后实体瘤等。

一、肝脏肿瘤

针对原发性肝癌，除手术切除外，肿瘤消融（包括化学消融，射频/微波消融，冷冻消融）已在临床广泛应用，且取得满意疗效。肝脏肿瘤的HIFU治疗除具有非侵入性优势外，对肝脏肿瘤被肋骨阻挡、血流丰富、随呼吸移动等特点，和其他消融技术相比，未显太大优势。尤其对受到肋骨遮挡的右叶肝癌，超声波入射通路受较大干扰，因此HIFU治疗肝脏肿瘤多集中在不受肋骨阻挡的左叶肝癌，或低于肋弓的右叶肝癌。

（一）HIFU治疗肝癌临床适应证

（1）不可手术切除的原发性肝癌；

（2）不能耐受手术切除的体弱患者；

（3）拒绝外科手术切除的可切除原发性肝癌；

（4）手术后肝内复发转移肝癌；

（5）肝功能为Child-Pugh A级或B级，或经保肝治疗达到A/B级，有强烈治疗意愿的肝功能C级患者，可经谨慎评估后行姑息治疗；

（6）转移性肝癌。

（二）HIFU治疗肝癌临床禁忌证

（1）被肋骨遮挡大部分或靠近膈顶的肝癌，经全麻控制下呼吸暂停或人工胸水仍未能建立满意声通道；

（2）弥漫性肝癌；

（3）下腔静脉瘤栓或血栓，且未行下腔静脉滤器置入术；

（4）肝功能为Child-Pugh C级，经保肝治疗无改善；

（5）伴活动性消化道出血，或有不可纠正严重凝血功能障碍，有严重出血倾向；

（6）食管-胃底静脉曲张破裂出血小于1个月；

（7）活动性感染；

（8）超声波通路上皮肤破溃或感染；

（9）ECOG>2分，或合并肝、肾、心、肺、脑等重要器官功能衰竭，肝性脑病；

（10）不能耐受HIFU治疗的麻醉（针对需要麻醉的治疗方案）；

（11）对表浅、体积较大肝肿瘤，如有较高肿瘤破裂风险时应慎用HIFU治疗。

二、胰腺肿瘤

胰腺癌是预后最差的实体瘤之一，手术切除率低，术后复发或转移率高，放化疗多不敏感，缺乏有效靶点，未经手术的胰腺癌生存期多在6个月以内。HIFU在胰腺癌治疗中体现诸多优势，在我国已累计治疗近1万例，有效性与安全性均满意，最长者已生存10余年。因此有理由期待，HIFU可作为胰腺癌治疗前端选项。

（一）HIFU治疗胰腺癌临床适应证

（1）无法获得手术根治的患者；

（2）不能耐受或拒绝手术的患者；

（3）疼痛或止痛药物副作用明显影响生活质量；

（4）胰腺癌术后原位复发；

（5）预期生存期大于3个月；

（6）预期生存期较短，进行姑息止痛治疗的患者。

（二）HIFU治疗胰腺癌临床禁忌证

（1）机载超声无法显示病灶；

（2）梗阻性黄疸，无法减轻或控制；

（3）胆-肠吻合内引流术后，肿瘤被空肠、胃等器官包围、粘连（这种类型不适合一次性HIFU治疗，可适当降低功率，增加治疗次数）；

（4）声通道内疤痕、金属、大钙化或大量气体干扰，经声窗调整，无法规避；

（5）肿瘤严重侵犯胃、肠，消融坏死可能波及上述器官，导致消化道穿孔；

（6）肿瘤或非肿瘤性肠梗阻；

（7）活动性出血、血栓或癌栓（下腔静脉放置滤器后可重新评估风险）；

（8）顽固性腹水，影响病灶的显像；

（9）无法控制的感染；

（10）肝、肾、心、肺等功能处失代偿范围；

（11）病人无法耐受相关体位（平卧位或俯卧位）的HIFU治疗。

三、乳腺肿瘤

治疗乳腺癌首选根治方法是外科手术，但近年有部分乳腺占位（包括乳腺癌）患者为追求生活品质而拒绝毁容性根治手术，也有老年患者，因高龄而不能耐受根治性手术。针对这类患者进行的局部替代治疗主要是肿瘤消融，HIFU由于非侵入性优势，可重复进行，受到部分乳腺癌患者关注。

HIFU作为局部治疗方法，可根据肿瘤外科原则，从体外完整杀灭肿瘤细胞，治疗靶区包括癌块和癌块周围1~2cm乳腺组织。治疗后乳房癌块逐渐缩小。此时，患者乳房外观、弹性等各项指标与健侧比较无明显差异。但是，HIFU治疗不能替代腋窝淋巴结清扫，对接受HIFU保乳治疗病人，应常规进行腋窝淋巴结清扫术。

（一）HIFU治疗乳腺癌临床适应证

（1）经定位、图像融合及实时评估系统能显示并消融直径大于等于1 cm，肿瘤最大径小于等于4cm病灶；

（2）肿瘤数目不超过4个；

（3）为了避免对皮肤的损伤，肿瘤和皮肤的距离要求大于10mm；

（4）肿块经局部加压后位置能够相对固定，具有安全的声通道。

（二）HIFU治疗乳腺癌临床禁忌证

（1）不能确定原因弥漫性或有恶性表现的微钙化病灶；

（2）乳房区有放疗史，放疗剂量达到40Gy；

（3）皮肤已溃破或皮肤已被肿瘤浸润；

（4）结缔组织疾病（胶原血管疾病）病史；

（5）炎性乳腺癌。

（三）乳腺纤维腺瘤及乳腺癌具以下情形者不宜HIFU治疗

（1）肿块或结节数超过4个；

（2）肿块浅面距离皮肤15mm以内。

四、子宫肌瘤

子宫肌瘤是育龄期女性发病率最高的良性肿瘤，约20%伴月经过多、贫血、压迫等症状，也是以往造成子宫切除最常见的原因。HIFU用于子宫肌瘤治疗已获美国FDA认证，并在欧洲、韩国等均已获得认证。近20年中，HIFU已在中国治疗了数十万例的子宫肌瘤，有效性和安全性均满意。国外使用的HIFU设备大部分来自于中国，主要用于子宫肌瘤治疗。

（一）HIFU治疗适应证

（1）主要针对已婚已育无生育要求的未绝经患者，明确诊断的子宫肌瘤；

（2）排除肉瘤、宫颈恶性病变及子宫其他病变；

（3）月经增多、经期延长导致贫血药物治疗无效；

（4）阴道分泌物增多导致反复感染者；

（5）引发尿频尿急、尿潴留或排便困难等压迫症状；

（6）肌瘤变性、扭转或短期内快速生长；

（7）严重下腹坠胀痛、腰酸、性交痛；

（8）导致不孕、反复流产的唯一原因；

（9）肌瘤数目无严格显示，如果数量很多，可以分次治疗；

（10）子宫前壁肌瘤最大径应大于2cm，后壁肌瘤最大径应大于等于4cm；

（11）患者子宫肌瘤为肌壁间肌瘤或非带蒂的浆膜下/黏膜下肌瘤。

（二）子宫肌瘤具有以下情形者不适宜HIFU治疗

（1）宫颈细胞学提示异常细胞：低度鳞状上皮内病变（L-SIL），高度鳞状上皮内病变（H-SIL）及癌细胞；

（2）有蒂肌瘤、后壁深达盆底的肿块、阔韧带肌瘤等；

（3）患者阴道流血时慎用；

（4）合并妇科其他疾病者（阴道炎、盆腔炎、肿瘤）；

（5）妇科检查可疑盆腔内组织、器官粘连；

（6）月经期、哺乳期或妊娠试验阳性；

（7）绝经后患者视为相对禁忌证；

（8）一般情况下，认为直径大于8cm、血流丰富的子宫肌瘤，应视为相对禁忌证；

（9）可疑子宫肉瘤者。

五、前列腺癌

前列腺癌好发于前列腺外周带，具体发病机制不详，与基因和环境有关，早期症状隐匿，手术、放疗、热疗更易损伤性神经，造成勃起功能障碍，其中热疗及放疗对性神经影响较小。Taimur T Shah等将Sonablate聚焦超声治疗与腹腔镜手术的无失败生存率和总生存率进行倾向性匹配对比研究，结果表明在至少6年观察期内，局灶消融在显著更低副作用的情况下，与腹腔镜手术相比在无失败生存率和总生存率上处于同一水平。

（一）经直肠HIFU治疗适应证

（1）不能和不愿接受开放手术患者；

（2）局限性及寡转移性前列腺癌；

（3）T1~T2期，Gleason评分小于7分，体积小于30ml；

（4）T3期以前（包括T3期）局限性前列腺癌患者，无PSA和Gleason评分限制；

（5）第一线治疗（包括根治性前列腺切除术、放疗、内分泌治疗）后复发者；

（6）可行局部减瘤治疗的晚期前列腺癌患者。

（二）前列腺癌及前列腺良性增生具以下情形者不宜HIFU治疗

（1）在治疗区域及声波通过区域，有串珠样前列腺结石或直径大于1cm的囊肿；

（2）有直肠手术史，治疗区域与周围组织分界不清者；

（3）严重泌尿系感染者；

（4）凝血功能障碍；

（5）尿道狭窄，尿道内有金属或其他植入物。

（三）前列腺良性增生具以下情形者慎行HIFU治疗

（1）前列腺中叶明显突入膀胱；

（2）有生育要求的患者；

（3）前列腺前后径小于26mm或横径小于28mm。

六、骨肿瘤

由于超声波束被骨骼强烈反射和衰减，最初普遍认为超声波不能穿透骨骼。HIFU最初被认为不能治疗骨骼深部靶点。然而，由于骨皮质高吸声率和低导热率，目前利用这种高吸收率，可用相对较低水平的超声能量来实现加热和消融，将焦点定位在骨皮质深处，仍可在不损伤邻近组织情况下实现局部加热效应。

（一）HIFU治疗骨肿瘤适应证

（1）不适宜手术、拒绝手术或手术后复发的四肢、躯干骨肿瘤；

（2）经定位、图像融合及实时评估系统能显示并消融的直径≥1cm病灶；

（3）转移性骨瘤的局部止痛治疗。

（二）HIFU治疗骨肿瘤禁忌证

（1）监控技术超声成像或者磁共振成像不能识别病灶；

（2）目标靶区距离关键神经、膀胱、皮肤或肠道不到1cm；

（3）疤痕、植入物或其他金属物体位于治疗超声声场中，可能导致严重并发症者；

（4）严重的溶骨性破坏伴病理性骨折未愈合者慎行HIFU治疗；

（5）病灶位于潜在高风险发生病理性骨折的部位时慎行HIFU治疗；

（6）患者在手术过程中不能保持固定位置体位配合治疗的。

七、腹膜后占位

腹部恶性肿瘤后期大多会发生腹膜后淋巴转移，该位置紧贴甚至包绕腹主动脉和下腔静脉等大血管，基本不考虑手术。转移性肿瘤对腹腔神经丛的侵犯，导致剧烈顽固腰背疼痛。HIFU对腹膜后转移性占位治疗，能明显的控制肿瘤生长和缓解疼痛，周围大血管由于血流快速流动而带走热能，使血管壁处安全状态。

（一）HIFU治疗腹膜后占位适应证

（1）不适宜手术、拒绝手术或手术后复发的患者；

（2）预期生存期大于三个月；

（3）定位系统能清晰显示腹膜后占位性病变，肿瘤直径大于1cm；

（4）靶区（腹膜后占位）前方胃肠可通过压迫等干预，使声通道无胃肠道干扰。

（二）HIFU治疗腹膜后占位的临床禁忌证

（1）机载超声无法显示病灶；

（2）胆-肠吻合内引流术后，肿瘤被空肠、胃包围、粘连（这种类型不适合做HIFU消融治疗，可适当降低功率，增加治疗次数）；

（3）声通道内疤痕、金属、大钙化或大量气体干扰，经声窗调整，无法规避；

（4）肿瘤严重侵犯胃、肠，消融坏死可能波及上述器官，导致消化道穿孔；

（5）活动性出血、血栓或癌栓（下腔静脉放置滤器后可重新评估风险）；

（6）顽固性腹水，影响病灶的显像；

（7）无法控制的感染；

（8）肝、肾、心、肺等功能处失代偿期，病人无法耐受相关体位（平卧位或俯卧位）的HIFU。

八、肾脏肿瘤和肾上腺肿瘤

对不具备手术条件的肾脏肿瘤和肾上腺肿瘤，常采取局部消融。对功能性肾上腺肿瘤，如嗜铬细胞瘤，HIFU治疗具有非侵入性安全优势。

九、软组织肿瘤，包括软组织肉瘤、侵袭性纤维瘤等实体瘤

HIFU治疗适合一些反复术后复发而无远处转移的

软组织恶性肿瘤，有治愈可能。其中侵袭性纤维瘤（AF）局部呈浸润性生长，极易复发但几乎不转移，好发于青少年，反复手术后导致致残甚至致死。但其生物学特性是肿瘤对热非常敏感，特别适合 HIFU 局部消融治疗，并有治愈案例。另外还有部分软组织瘤也可以 HIFU 姑息性治疗，一般可适当降低 HIFU 治疗强度，以改善症状和延缓肿瘤生长。

以下情形者不适宜 HIFU 治疗：

（1）侵犯主要的神经者；

（2）血管和淋巴来源的肉瘤；

（3）以水、浆液或黏液成分为主的肿瘤。

十、子宫腺肌病

子宫腺肌病是指子宫内膜（包括腺体和间质）侵入子宫肌层生长而产生的病变。主要临床症状包括月经过多（甚至致严重贫血）、严重痛经和不孕，会对患者身心健康造成严重影响。子宫腺肌病好发于生育年龄妇女，发病率为7%~23%。

（一）HIFU 治疗子宫腺肌病的临床适应证

（1）有痛经、经期延长、月经量增多等典型症状患者；

（2）经影像学检查（MRI、超声）确诊为子宫腺肌症；

（3）病变处肌壁厚度大于3cm；

（4）患者一般情况好，能保持1小时左右或更长时间仰卧位或俯卧位；

（5）机载影像学设备定位成功，子宫与腹壁间无肠管阻挡或通过处理可消除肠管阻挡的影响，具有安全治疗声通道；

（6）治疗后半年内无生育要求。

（二）HIFU治疗子宫腺肌病的临床禁忌证

（1）超声传导路径上可能有严重瘢痕（严重腹部瘢痕、多次腹部手术史、盆腔放疗史、腹部减脂术史、子宫周围组织有钙化等）、前下腹壁有大范围瘢痕（大于50%区域面积）；

（2）未被控制的盆腔炎急性发作期、生殖道急性或亚急性感染期；

（3）月经期、妊娠期、哺乳期以及绝经后患者；

（4）合并生殖系统非良性病变需行子宫切除者或临床诊断子宫腺肌病不明确，且肿瘤在短期内迅速增大或影像学怀疑恶性者；

（5）宫腔内有金属节育器；

（6）治疗区域皮肤破溃感染者；

（7）有重要器官功能衰竭者。

十一、其他

由于 HIFU 治疗是一种非侵入性、无辐射局部适形毁损治疗，被认为是目前最绿色的局部治疗方法，安全性与可控性极佳，恶性肿瘤传统治疗手段疗效经常不尽满意，因此 HIFU 在临床中经常被尝试用于无法手术的中晚期肿瘤和不适合手术的良性疾病，并有报道显示获得了较好结果。但是，总的病例量以及文献相关性证据不很充足，以上尝试仅处于研究与探索阶段，建议临床医生对此持谨慎态度，首先确保治疗安全性。

（1）无法手术的胃、肠、膀胱等空腔脏器肿瘤：这些肿瘤常因体积较大，侵犯周围重要器官而无法切除，HIFU 治疗可降低功率，多次治疗；

（2）恶性梗阻性黄疸：胆道支架联合 HIFU 治疗的疗效，包括术后支架平均开放时间和病人平均总生存期均明显高于单纯接受胆道支架者；

（3）甲状腺良性结节：接受 HIFU 治疗患者甲状腺功能受影响更少，HIFU 治疗后 6 个月结节体积缩小明显，住院时间更短，费用更低。但HIFU治疗中对浅表皮肤保护，以及术后甲状腺功能与消融范围之间的关系尚需要研究；

（4）脾功能亢进：HIFU治疗继发性脾亢，治疗后1年，脾脏体积缩小、血小板计数较术前明显上升。HIFU治疗避免了脾切除术和部分脾栓塞术后感染等并发症。

第三章

肿瘤HIFU治疗的操作流程

HIFU治疗整个过程可分为三个阶段：

（1）确定HIFU治疗：在该阶段完成病史采集、实验室检测、影像学检查、明确诊断、术前讨论、麻醉评估及签署知情同意书；

（2）HIFU治疗，分为治疗前的制定HIFU具体计划（方案），治疗前的专项准备（如进行备皮、导尿、留置胃管、人工胸水等），实施HIFU治疗的操作，治疗后对并发症的处理；

（3）治疗后：疗效评估、定期随访。

一、确定HIFU治疗的条件

（一）病史采集

HIFU是独立的肿瘤局部治疗技术，目前属限制类技术。接受HIFU的病人很可能在短时间内减少接受其他替代治疗的机会，因此治疗前必须采集完整住院病史。虽然HIFU属于微无创治疗，但对恶性肿瘤，不建议门诊HIFU治疗。病史应包括：病人一般情况，实验室检查（三大常规，肝肾功能，肿瘤标志物），影像学检查，原发和转移性肿瘤的描述（大小、位置、数量，与周围重要脏器的解剖关系），恶性肿瘤需标注肿瘤分期。特定病人需检查心肺功能。

（二）明确诊断

（1）对恶性肿瘤：放疗和化疗，由于治疗本身对身体有不可忽略的毒副作用，因此要求接受放化疗病人有恶性肿瘤的确诊依据，一般要求病理学依据。对拟行HIFU治疗的病人，要求尽量有肿瘤确诊依据，但对难于取材活检的肿瘤或穿刺活检风险较大的部位，如大血管旁的胰腺肿瘤，在确定失去手术机会前提下，可考虑不必冒较大风险穿刺活检，直接用HIFU治疗。理由是HIFU治疗对病人损伤极小，且HIFU还可用于良性肿瘤治疗。

（2）对良性疾病，如子宫肌瘤，HIFU治疗目的是微无创使肿瘤减负，避免创伤更大的手术。在这个情况下，如将恶性肿瘤误诊为良性肿瘤而错过了根治性手术，将给病人带来难以挽回的损失。因此，HIFU治疗良性疾病，如子宫肌瘤和前列腺增生等前，必须排除恶性肿瘤的可能性。

（三）影像学检查

尽管HIFU配有超声定位设备，能对占位性病变作出比较准确的影像学诊断。但对HIFU治疗占位性病变前的影像学评估，单靠HIFU治疗科室或HIFU操作医生的超声检查显然不够。特别在首次 HIFU 治疗前，以及 HIFU 治疗后的超声随访时发现瘤体有明显变化而需再次治疗时，需要第三方影像学检查（平扫+增强 CT 或平扫+动态增强 MRI，必要时行 PET/CT）佐证。

（四）HIFU 治疗前讨论（术前讨论）

术前讨论是 HIFU 治疗前必不可少的环节，最好采取多学科整合诊治 MDT to HIM 形式。

（1）确定病人不适合外科手术：外科手术切除是实体瘤主要根治手段，讨论的病例诊断明确的，不适合外科手术基本分以下几种：①肿瘤侵犯周围重要器官，包绕主要大血管，外科判断无法根治性切除；②病人高龄或基本情况差，不能耐受根治性手术；③手术切除后远处多发转移，即使切除转移性病灶也不能达到根治；④患方在被告知手术意义后，仍拒绝手术。

（2）比较其他替代治疗手段：已经被判定不适合手术切除的肿瘤，如正处于 HIFU 治疗适应证范围，这时要考虑，该肿瘤可能也处于其他微创治疗适应证范围，如热消融、冷消融、放射介入治疗和组织间放疗等。这时 MDT to HIM 团队需慎重客观比较各种治疗方法利弊，甄别出对该病例在安全性和有效性方面最适合的治疗手段。如筛选出最适合治疗手段但本科或者本院不具备，则应该从"以病人为中心"原则出发，转科或转院。

（3）确定HIFU治疗肿瘤位置、大小、数量、形状，以及肿瘤和周围的重要脏器毗邻关系，判断HIFU治疗可能导致的风险。

（4）确定HIFU治疗的目的：覆盖性的消融，还是肿瘤减负，或仅是减缓肿瘤所致症状，以此为依据，进一步选择是否麻醉，一次治疗还是分多次治疗。

（5）讨论其他配合治疗手段，如全身治疗，放疗等。（见下表1）

表1　各种微无创治疗比较

	射频/微波消融	冷冻消融	高强度聚焦超声	放射治疗
定位方式	超声/CT/MRI	超声/CT/MRI	超声/MRI	CT/MRI
定位/监控	实时	实时	实时	前期
治疗机制	热效应	冷冻/复温循环	热效应、机械效应、空化效应	断裂肿瘤细胞DNA直接杀灭肿瘤细胞
产热温度	>100℃	低于-40℃	60℃~70℃	不产热

	射频/微波消融	冷冻消融	高强度聚焦超声	放射治疗
完全毁损	可以	可以	有概率，根据治疗方案能实现完全或者部分消融	有概率
病变部位	可安全穿刺的部位	可安全穿刺的部位	无骨、肺气遮挡的部位	全身各部位
不良反应	出血、感染各种形式	出血、感染各种形式	较少，皮肤损伤	各种形式（近/远期）
是否麻醉	是	是	均可	否
侵入操作	穿刺	穿刺	非侵入性	非侵入性
增强免疫	不明确	有报道	有报道	有报道
适形治疗	一般	好	非常好	一般

（五）知情同意

肿瘤HIFU治疗是近20年才逐步发展起来的新技术，相比手术、化疗、放疗及中医药等传统经典治疗手段，大部分病患对HIFU技术不甚了解，因此以下各方面在知情同意书中要充分体现：

（1）肿瘤HIFU治疗的基本原理；

（2）术前讨论已考虑到其他的替代治疗；

（3）此次 HIFU 治疗的目的：对恶性肿瘤的治疗，是根治目的（影像学消融），还是肿瘤减负，或减缓疼痛等症状。对良性肿瘤治疗是微无创减负，从而避免手术；

（4）HIFU 治疗可能带来的风险：在列举可能出现的并发症后，可以提示相对风险较小，不应强调绝对"无创"；

（5）HIFU 治疗后肿瘤的转归：肿瘤是功能性灭活，但绝大多数不会完全消失；

（6）不反对病人在接受 HIFU 治疗同时，接受其他可能有效治疗，尤其强调 HIFU 是局部治疗，不能替代全身治疗；

（7）控制肿瘤而不是完全杀灭肿瘤，是 HIFU 治疗大多数中晚期恶性肿瘤的最可能的期望和结果。在患者的生存期内，HIFU 治疗可能按照肿瘤的进展状况而重复进行；

（8）术后需要定期随访。

二、HIFU 治疗术前准备

（一）制定治疗方案

（1）汇总所有影像学资料，综合判断，根据最近一次影像学表现确定此次HIFU治疗病灶，明确其数量、大小、位置；

（2）划分所治病灶周围重要脏器，如胃肠道、胆囊、膀胱，按常规解剖位置判断重要神经可能位置；这些重要器官在治疗时要注意保护，并在方案中有所体现（如在扫描这些部位时重新规划计量，减少功率但增加次数或干脆跳过）。具体实施治疗的医生要根据所使用设备特性，尤其是焦域范围，治疗时靶区及其周围组织移动度来预判HIFU治疗对周围重要脏器的可能伤害，慎重规划治疗范围及所用参数；

（3）CT、MRI与超声所示肿瘤大小不相符合时，从安全性出发，可选择范围小者或折中的区域划分，不要一味追求扩大范围的"根治"；

（4）按此前所定治疗目的，根据不同设备特性选择合适治疗参数，包括功率、每个单位焦域的治疗时间，脉冲式发射的设备还要确定占空比；

（5）确定术前准备具体项目：如备皮（明确备皮的范围）、脱脂、病人体位，是否需要麻醉、肠道准备、肠胃管、憋尿或留置导尿等；

（6）确定治疗次数：HIFU治疗一个病灶时，具体分几次完成，这仅是涉及临床操作医生的治疗方案，与各型号HIFU设备功率大小乃至性能优劣无明确对应关系。对一个肿瘤治疗的分次治疗（一般是1~5次），是一些临床医生在长期实践过程中为确保有效性，同时提高治疗安全性而总结出来的医疗方案，在某些中晚期恶性肿瘤治疗中更显出其临床意义，这些肿瘤的特点是体积大，周围有很多重要脏器，同时病人身体虚弱，不能耐受长时间持续治疗，如许多中晚期胰腺癌。对于同一肿瘤，在一个疗程中，不管分几次治疗，需确保本疗程全部完成后肿瘤全部覆盖；但对另一些肿瘤，肿瘤体积并不大，肿瘤升温效率高，同时患者年轻，基本情况好，针对一个病灶可实施一次性的HIFU，甚至一次HIFU治疗可覆盖多个病灶。

（二）治疗前的专项准备

（1）体位：按现有HIFU机型，接受HIFU治疗的病人，体位主要分仰卧位与俯卧位，各有特点，不分优劣。在此基础上，根据肿瘤的具体位置及声通道条件可二次调整HIFU治疗体位，如腹腔内偏离中轴的肿瘤，一些肾癌可选侧卧位；某些下置式探头的设备治疗前列腺癌或直肠癌时，可采取坐位，某些被骨组织轻微遮挡，同时活动度较大肿瘤，治疗时为使肿瘤充分暴露，可采取头高脚低位或头低脚高位；四肢部位骨肉瘤术中要变换不同体位，达到治疗完全覆盖肿瘤的目的。选取体位原则，主要不是为了病人的舒适感，而是达到肿瘤最佳暴露和入射途径最优化（距离最适合，骨或气体的干扰最少）。

（2）备皮：目的不是为了有利于消毒，而是减少超声波入射过程中在皮肤层面的干扰。如在介质与皮肤耦合层面出现微小气泡，则会引起超声波反射，并灼伤皮肤。因此在国人中，HIFU治疗前需要备皮的仅限于超声波入射通道的皮肤上毛发浓密者。

（3）导尿：治疗盆腔肿瘤，如子宫肌瘤，靶区前方充盈的膀胱常是绝佳的透声窗，同时会向两旁推压周围肠道组织，清理声通道，使图像清晰，并确保治疗安全。在治疗较大体积肿瘤时，耗费时间相对较长，在治疗过程中，随膀胱尿液逐渐增加，膀胱充盈度发生变化，靶区及相邻器官的相对位置会有改变，但HIFU中的超声或MRI所实施的实时监控定位能及时做出调整。但对尿失禁病人，由于无法憋尿，因此也无法达到膀胱充盈，可通过留置导尿，并通过导尿管引流比较精准控制膀胱内的尿量，从而控制膀胱充盈程度；对需要麻醉的病人，导尿为常规操作；治疗前列腺疾病（前列腺增生，前列腺癌），有时会防止HIFU治疗后尿道水肿所致排尿不畅，要求在HIFU治疗前留置导尿。建议尽量不要单纯为了能精准控制膀胱充盈程度，而对可以正常排尿的患者留置导尿管。

（4）胃肠道准备：HIFU治疗上腹部肿瘤，尤其是腹膜后肿瘤（如胰腺癌，肾上腺肿瘤，腹膜后转移性肿瘤）时，治疗病灶前方胃肠道内气体和残留食物是不可忽略的干扰因素，既影响肿瘤清晰显像和定位，又损耗入射超声波能量，从而影响靶区升温和消融效果。对这一类患者，一般要求HIFU治疗前至少禁食8小时，治疗前排便，这样大多数患者基本能达到HIFU治疗要求；少数患者禁食8小时后仍有胃肠道胀气，明显干扰治疗，这样的病人可尝试在一周内避免进食会引起胃肠道胀气的食物，也可口服莱菔子，促进排气；对胃潴留患者，为创造HIFU治疗条件，可插胃管；单纯胃胀气导致HIFU治疗无法进行者，可口服胃肠显影剂，但后者在胃内停留时间偏短，大多在20分钟，也可考虑做胃肠减压。肠道胀气者，单纯用胃肠减压效果不佳。值得强调的是：在胃肠道胀气而明显影响靶区显像时，不建议贸然做 HIFU 治疗，否则既增加了胃肠道损伤机会，又降低了 HIFU 治疗疗效；更不能单纯按照前期 CT 或超声图像中肿瘤深度和大致位置，在肿块不能很好显像情况下盲目勾边治疗。

（5）麻醉：虽然 HIFU 属于非侵入性微无创技术，大多数病人在治疗中不会感觉剧烈疼痛，因此"不流血，不麻醉"也被当成了 HIFU 治疗特点。但仍有一些病人在 HIFU 治疗中会感觉明显疼痛，有时甚至无法忍受。疼痛部位主要在皮肤和深部神经，尤其在治疗表浅肿瘤、治疗时间较长、一次覆盖性消融治疗时。这时为保证 HIFU 治疗顺利进行和病人良好体验，应用镇痛或麻醉将不可避免。除 HIFU 治疗前规范的麻醉评估及治疗中常规的麻醉操作外，负责 HIFU 治疗方案制定和具体操作的医生更要了解，HIFU 的治疗风险会相应增加：在非麻醉状态下，病人意识清醒，局部疼痛（包括皮肤的强烈烧灼感，坐骨神经的放射样疼痛）会有效反馈给治疗医生，后者会做出及时参数调整。但这些感受和反馈在深部麻醉时不复存在，因此可能出现皮肤灼伤，神经损伤等并发症，这也是有些医师采取非麻醉而多次治疗原因。因此 HIFU 治疗时是否采用麻醉，不能一概而论，对某些位置浅表的肿瘤，如硬纤维瘤等，治疗时的确疼痛难忍，由于周边相对安全，麻醉后能同时确保安全性和有效性；对计划一次性消融的子宫肌瘤，如病人确感剧烈疼痛，可考虑采用麻醉，在疼痛不甚剧烈情况下，可考虑用镇痛药物来提高痛阈，这时病人意识清醒，HIFU 治疗安全性相对增高。

（6）治疗前超声造影：对血供相对丰富肿瘤，可在术前超声造影，了解肿瘤血供丰富程度、血流分布及有无坏死区域等情况，并为术后即刻评价疗效和长期随访肿瘤发展趋势提供依据。子宫肌瘤和肝肿瘤在 HIFU 治疗前后超声造影检查比较常用，某些乏血供肿瘤（如胰腺癌），如用超声造影比较治疗前后的血供，对比可能并不明显。

三、HIFU 治疗术中操作

（一）超声引导下的 HIFU

（1）病人仰卧位，外置超声结合术前超声、CT 或 MRI 影像，确定肿瘤位置。

（2）病人摆放治疗体位后（针对下置探头的设备，病人需变换至俯卧位），皮肤接触介质（上置探头的设备，是水囊；下置探头的设备，是水），机载超声再次确定肿瘤位置，并且确定声通道，进行治疗前定位；下置探头治疗时，病人如取俯卧位，有时肿瘤前方肠道组织由于重力作用会下垂，挤占声通道，这时可考虑放置推挤水囊，将胃肠推挤至声通道之外，或通过挤压减少胃肠内气体；声通道上有胆道内结石或血管壁严重钙化时，应重新调整体位，改变声通道，因为HIFU治疗时可能引起超声波强烈反射，从而导致组织结构损伤。

（3）在机载超声清晰显示肿瘤截面后，沿截面垂直方向平移直至肿瘤两端，再次确定肿瘤长径（截面垂直方向的长度），按照每层5毫米或3毫米间距，计算分次扫描的层面总数。

（4）在每个层面勾画肿瘤边缘。如利用椭球形勾边治疗软件，分别勾画出相互垂直的两个截面，由计算机模拟重建肿瘤形态和位置；具有图像融合软件设备，可参考CT或MRI甚至PET-CT的图像，在超声图像中整合出肿瘤边界。

（5）治疗参数设定：按各型设备制造商所提供的参考数据，确定以下治疗参数：治疗功率，开放的换能器单元（适用于多单元换能器），占空比和每个点的打击次数（适用于脉冲式发射的设备）。理想治疗剂量应既能在靶区组织内产生确切凝固性坏死，又能保证靶区外组织安全。尽量利用分区参数设定软件，可在同一个界面不同部位设定不同治疗参数，如肿瘤和肠道交界部位，可将治疗强度减低，而治疗时间相应延长，确保治疗安全性。

（6）HIFU逐点扫描：一般选择肿瘤最大截面作为起始治疗层面，目的是在短时间内快速投放能量，产生热量累计。然后向两端平移。在每个层面内，逐点扫描，常用由深到浅的扫描治疗模式，即通常先治疗病灶深面，后治疗浅面，目的是避免上层已经经过HIFU治疗而凝固变性的组织在声通道上对超声波的阻挡，从而影响深部肿瘤治疗。虽然HIFU治疗大部分过程是电脑控制系统在按照原先计划自动扫描，但仍要求操作医师严密监控治疗整个过程，主要包括肿瘤及周围重要脏器相对位置变化、治疗靶区超声灰度的变化以及非麻醉（意识清醒）病人不适感受，且做出及时应对。尤其在扫描点走位到肿瘤和周边重要脏器交界处时（如肝肿瘤靠近肝脏膈面或/和脏面或胰头肿瘤紧贴十二指肠），可适当调整剂量，以确保安全；在关键部位显示不清时，不应盲目继续治疗，可暂时跳过，待该部位显示清晰后再追加扫描，或下次治疗时再补充治疗（针对分次治疗方案）。

（7）超声灰度参考作用：对采用超声影像监控的HIFU治疗系统，治疗过程中靶区组织在监控超声影像中产生的灰度变化（一般显示为回声增高）是实时反馈疗效和治疗剂量强度的重要指标。靶区出现团块状灰度变化后，随着治疗延续，灰度变化范围会逐步扩大，最终覆盖整体目标病灶。在大多数情况下，如整个治疗区域出现稳定、扩散性、团块状灰度增加，可停止治疗；如在HIFU治疗中一直未出现团块状灰度变化，可据术中超声造影情况及病灶内能量沉积情况（包括达到一定功率强度及治疗时间），停止治疗，即完成靶病灶治疗。需要说明的是，在治疗过程中靶区是否会出现超声图像中灰阶变化，在很大程度上取决于组织性质。需要注意的是，在少数情况下，治疗中出现强回声区域，并不能代表该区已完成消融，也有可能是消融产生的微小气泡游移并聚集于病灶某个局部区域；同样，如一直未出现超声灰度变化，也不能确定治疗无效，更不宜盲目追加剂量，以免出现安全隐患，以上2种情况均需超声造影明确消融区域。

（8）完成各截面之间切换，逐层扫描，最后覆盖整个肿瘤，完成治疗。需要逐层勾边HIFU，操作医生应尽量缩短每一层勾边操作时间，以此来减少散热时间。

（二）MRI引导HIFU消融（以子宫肌瘤为例）

原理：位于盆腔内子宫肌瘤受呼吸运动影响小，处于相对静止状态，具备MRI引导精确的实时（一帧/秒）靶区测温条件，可准确监测到40℃~110℃之间的温度变化。既能对焦域在体内的偏移实时校正，同时根据监测温度的变化调整超声辐照参数从而控制靶区温度在65℃左右，避免靶区能量过度沉积，而且及时发现其周围组织热量的提升改变，这样既达到准确、有效的消融效果，又保证治疗安全性。

（1）治疗前MRI检查：所有患者治疗前均行盆腔MRI平扫和增强检查，扫描方位包括横断位、矢状位和冠状位，平扫序列以矢状位方向为主，有利于显示子宫形态及肌瘤与影响超声消融的主要结构如骶骨和肠道的关系，应包括快速自旋回波（TSE）T2WI、T1WI及T2WI脂肪抑制序列，横断位扫描T2WI及其脂肪抑制序列。增强扫描使用钆造影剂0.1mmol/kg，静脉团注。

（2）预定位：患者以手术体位俯卧于治疗床上，适度充盈膀胱（以覆盖子宫底为宜），可扫描如真稳态进动快速成像（trueFISP）、T2 Haste等快速扫描序列，在模拟治疗状态下快速显示子宫肌瘤及其周围的组织结构。观察聚焦超声到达靶组织的声通道情况及靶组织与系统可治疗范围的关系。手动勾画出治疗区域边界，系统将自动计算需要治疗组织的体积及在治疗区域内显示需治疗的靶点，确认肌瘤超声消融安全声通道后制定超声消融治疗方案。

（3）定位：HIFU治疗前定位图像扫描矢状面和横断位TSE T2WI，扫描层厚5mm。治疗区域可按以下原则在图像上确定：焦点到达位置与肌瘤的上（头侧）、下（足侧）左右边界之间的距离为10mm；与肌瘤后层（背侧的肌瘤深面）边界和前层（腹壁侧的肌瘤浅面）边界的距离为10mm；与内膜之间的距离大于等于10mm。治疗焦点至腰椎骨、尾骨表面的距离必须大于15mm。如治疗声通道上有肠道位于子宫肌瘤前方，则应用声通道适配球或适度充盈生理盐水的膀胱把声通道上的肠道推移开。

（4）消融：整个消融过程通过MRI质子共振频率位

移温度图进行实时监测，开始治疗前通过温度图对生物学焦域位置进行校准。温度图序列采用梯度回波（gradient echo，GRE）序列，参数为 TR 20ms / TE14.30ms，BW150，FA 25°，层厚 2mm。焦点校准采用 50W/cm² 的低能量输出，其步骤如下：超声辐照选择肌瘤最大层面，焦点置于肌瘤中心；HIFU 辐照功率：50W，辐照时间 2 秒，间隔时间 3 秒；温度图序列设定扫描层数为 3 层；当温度图显示温度达到 45℃时，停止辐照；3 个层面上温度最高点即为实际焦点，对比软件显示焦域是否与实际焦域相符，并调整软件使机器设置的焦域与实际焦域重合；焦域校准需在矢状位和横断位均进行，以确保其准确性。

（5）监测：MRI 引导下的聚焦超声消融是通过实时温度图来反映消融范围和对周围组织器官的影响。温度达到 60℃或以上的区域为消融区域，其他程度的温度变化反映聚焦超声对声通道组织影响程度的变化。在焦域校准完成后，按照制定治疗计划开始超声消融子宫肌瘤治疗，同时 MRI 温度图实时成像显示焦域及周围温度变化程度（红色表示达到 60℃~110℃、黄色表示达到 55℃~60℃、浅蓝色表示达到 50℃~55℃、深蓝色表示达到

45℃~50℃）。治疗方式为超声点辐照，治疗时MRI温度图成像以约每秒一幅，实时监控治疗区温度变化。治疗中MRI温度图成像可同时显示不同区域温度变化，通过实时温度变化达到监测目的，需监测的主要组织结构有靶肌瘤、腹壁、膀胱、子宫、子宫内膜、肠道、后方骶骨等。①靶肌瘤的监测是在超声辐照同时通过温度序列实时监测焦域处温度变化调整辐照参数，超声辐照功率从200W开始，每次可增加50W，最高可达400W。当超声辐照使组织内靶区温度升高到60℃及以上（监控图像显示为红色），温度上升到65℃左右即停止超声辐照，此时可移动治疗焦域到紧邻的下一点，根据上一个辐照点的温度情况决定焦点移动距离，焦域位置位于上一个辐照点的红色边缘最好。每一次超声辐照时间为2秒，随后是2~3秒的冷却间歇。整个治疗通过超声辐照小焦域治疗单元的累积达到覆盖整个肌瘤，再通过每个层面的叠加使超声治疗辐照最终覆盖整个肌瘤体积。②声通道及周围组织温度的监测是通过MRI测温序列，确认其他区域未出现异常温度改变。当治疗区域以外其他组织脏器温度达到40℃~45℃，就应提高警惕，这是一个可引起伤害的温度，伤害与温度持续时间有关，因此需停止超声辐照，待升温非靶组织冷却，同时寻找引起超声能量较多沉积的原因，检查是否有影响安全的因素存在。③超声消融过程的监控：是指通过影像监测所获得的温度图信息，确定靶点和靶区是否消融和消融范围以及声通道上组织的受热程度，决定进行焦域位置和治疗剂量强度的调整或结束整个治疗。因为温度图不能反映声通道上皮下脂肪的受热程度以及声通道上组织所受超声机械刺激的强度，还需医生观察和结合患者主观感受如皮肤烫和疼痛程度等进行监控，以确保治疗的安全性和患者的耐受性。如超声能量辐照功率升高到400W，但温度还未能达到60℃时，可重复辐照直到温度达到60℃及以上；一旦实时温度监测焦域温度超过70℃时，可相应降低超声辐照功率。在治疗过程中，除了病人出现不能耐受的疼痛，或有向下放射至小腿的神经痛外，按治疗计划并根据治疗区域温度变化范围大小，布置和调整治疗辐照点，进行超声辐照，在完全覆盖计划消融范围后停止治疗。在MRI温度图引导下准确控制焦域位置，确保其位于计划治疗的靶区内，并在声通道安全情况下覆盖计划治疗区；在患者反应控制策略下（如镇静镇痛），及时观察温度图上组织结构的形态和位置是否变化，警惕患者体位移动引起的焦域偏移（脱靶），如患者因疼痛等原因引起身体移位，导致治疗靶区位置发生变化，需重新扫描定位图像，确保治疗焦域始终在靶肌瘤内。消融过程中患者可能出现治疗区疼痛、皮肤热、骶尾部疼痛等，99%患者都能耐受治疗，但出现以下情况时需中止治疗：患者不能耐受体位及能量刺激，不自主移动身体或出现生命体征改变，或声通道出现严重损伤性表现，及出现放射痛，调整治疗策略不能消除。

（三）体内（经自然腔道）HIFU消融

经自然腔道（HIFU）技术是指使用微小型聚焦超声探头经人体自然腔道贴近目标靶区进行体内消融治疗的HIFU消融方式，因为尽可能抵近目标靶区，所以可在较小焦距上进行治疗。这种HIFU治疗方式易于形成较小焦斑用于精确治疗，同时由于焦斑直径小，单位面积能量密度相应较大，可用较小输出功率来形成较大声强，达到HIFU所需指标。但由于经腔道技术限于人体自然腔道的尺寸，对换能器大小有严格要求。所以目前临床被广泛推广的仅有经直肠聚焦超声消融设备。

（1）术前准备：前列腺HIFU消融术可作为日间手

术进行。在对前列腺癌性质、治疗风险、受益和替代方案进行充分告知后，获得医疗知情同意。所有患者之前进行过mpMRI和MRI-US融合引导的活检。患者接受常规术前评估，以及尿液培养。可继续服用抗凝剂。在手术前一天保持透明的流质饮食，并完成肠道准备。手术可在腰麻或全麻下进行。倾向于全麻，能确保设备校准和治疗准确性。应用抗菌药物预防感染。

（2）HIFU治疗步骤：治疗时间从1.5到3小时不等，取决于消融组织体积。HIFU探头与超声专用凝胶一起插入直肠。探头通过多轴步进器和探头臂固定。系统操作软件可用之前融合活检的MRI图像进行校准。使用超声图像定位前列腺，并确定治疗区域。插入式探头有一个双面换能器，焦距为3 cm或4 cm，分别用于近（后）或远（前）端消融。每个热损伤区域长10~12 mm，宽1.2 mm。依次定位的损伤区域构成治疗靶区。治疗首先从最前面组织（离探头最远）开始，通常按后退方向逐步消融前部组织，静脉丛可作为一个散热器，防止一定热量积累。逐步后退会形成一层绝缘层，确保在治疗过程中适当积累热量。超声波通常以3秒/6秒的占空比脉冲式发射，该占空比也可适当调节。3秒/6秒占空比可防止显著位置或前列腺周围脂肪组织的热量积聚，准确实时监测前列腺组织温度和疗效。系统使用组织变化监测软件，可识别组织中射频信号变化，并用不同颜色进行标记，以便医生了解组织变化程度，作为HIFU发射参考。标记绿色治疗区被认为是最小变化，可重新治疗。局灶/半消融的总消融时间一般在30~60分钟之间。Sonachill冷却系统在探头内循环冷水来冷却直肠壁，并提供换能器和组织间的超声耦合。持续测量治疗换能器和直肠壁间的直肠壁距离，反射率指数监测器可检测到直肠中不需要的空化形成。在治疗计划和发射过程中，要注意避开直肠、神经血管束和尿道。在治疗过程中，导尿管通常要留在体内。如需在尿道附近或穿过尿道进行治疗，则必须拔除导尿管。

（四）HIFU治疗中的其他制约因素

HIFU疗效、预后及并发症的产生还受其他一些因素影响，如血流、靶区及周围组织质地、各种原因引起的组织移动、骨或含气组织遮挡等。

（1）血流对HIFU治疗的影响：血流是影响HIFU治疗的重要因素，血流丰富病灶，获得完全消融机会较低；而乏血供病灶，易在HIFU治疗中出现团块样高灰度改变，获得完全消融机会较高。活体组织中的血流在HIFU消融过程中会带走部分热量，从而阻碍靶区组织热沉积，导致消融靶区温度降低、单次消融体积减小、治疗时间延长等。大量研究表明，HIFU治疗中，直径小于0.2mm的微血管可被破坏，而较大血管难以被损伤，可带走热量，影响靶区组织热沉积；血管中心越靠近声轴，对靶区组织热沉积的影响越大，超声能量在靶区组织内的不均匀分布越明显；HIFU治疗时的热扩散随着血流灌注率增加而增大；血流灌注越丰富，实现相同消融体积所需超声剂量越高。研究表明，HIFU治疗时会造成小组织血管损伤，对血流灌注产生一定影响。这为HIFU治疗过程中通过定向破坏组织血管，降低血流灌注，提高HIFU疗效提供依据。目前用于评估组织血流灌注的方法主要有以下几种：激光或功率多普勒测量、动脉自旋标记（Arterial Spin Labeling，ASL）MR、4D血流磁共振成像、动态增强磁共振成像、超声造影（Contrast Enhanced Ultrasound，CEUS）等。降低血流灌注对提高HIFU疗效具重要意义。对肿瘤营养血管进行定向HIFU消融可产生更有效肿瘤坏死，且治疗整个肿瘤所需超声剂量显著降低。然而，由于实现目标血管消融需术中血管造影图像精确3D定位，目前临床技术实现还比较困难。有研究者探究其他方法降低HIFU治疗时的组织血流灌注。如催产素使用可显著降低子宫肌瘤血流灌注，有助提高HIFU治疗过程中的热沉积；促性腺激素释放激素激动剂（Gonadotropin-Releasing Hormone analog，GnRH-a）可通过抑制垂体分泌激素，短暂收缩子宫病变的血管，缩小病灶体积，减少治疗创面，使HIFU治疗子宫病变达到较好疗效；超声造影剂可增强超声空化效应，增加血管损伤，降低血流灌注，增加热沉积效应，提高HIFU疗效，目前临床通常是在HIFU治疗前10分钟内注射超声造影剂以实现治疗增效；对血流较为丰富肿瘤，也有治疗前先用经动脉栓塞技术栓塞动脉，减少散热，同样提高HIFU加热效率和疗效。血流判断基于超声多普勒或超声造影、MRI或CT增强序列，需要综合动脉、静脉期的全景图像。穿行过肿瘤的正常解剖血管或分支不作为肿瘤血供丰富与否依据。

（2）组织质地（声阻抗）对HIFU治疗的影响：HIFU治疗时，声阻抗是影响超声能量转化为热能的重要因素，因此，声阻抗是决定HIFU治疗效果的独立且关键因素。声阻抗与肿瘤硬度、组织来源、细胞成分、纤维比例、含水量等因素相关。同一器官来源肿瘤在不同患者有不同声阻抗；目前还无法准确评估活体组织声阻抗的数值。一般认为声阻抗越大的组织，HIFU消融效果越好。比如肌肉吸收超声能量比脂肪高2倍左右。超声波在液体中传播吸收系数极低，无法在液体中蓄积升温，因而HIFU治疗囊肿无效。组织中含水量越低，组织声速、声衰减值越高，吸收系数越低，HIFU治疗时热能越易沉积，HIFU治疗效果越好；反之，组织中含水量越高，HIFU治疗效果越差。MR可评估组织含水量，用来评估靶区组织声学特征及声学环境，有助确定HIFU治疗参数。

（3）组织移动对HIFU治疗的影响：HIFU治疗时，组织移动可造成靶组织消融不足、周围组织或重要脏器损伤等问题。组织移动原因包括患者体位变化及脏器生理运动，如呼吸运动、大血管搏动以及肠蠕动等。采用可靠麻醉和固定装置，可在一定程度上减少患者移动，在治疗随呼吸而运动的脏器肿瘤时，可通过人工通气方法来控制呼吸频率和幅度，防止邻近脏器损伤，也可通过人工胸水来使肺远离靶区。为避免因肠蠕动而造成的肠损伤，可通过人工腹水来使肠道远离靶区，也可通过推挤装置将肠道推挤开。在治疗过程中，可通过影像设备（超声或MRI）动态监控原定靶区的运动轨迹，及时微调，并确定治疗是否按计划方案进行。自动跟踪靶区的HIFU装置在研发中。

（4）焦域畸变和位置偏移：当声通道上组织质地不均（例如组织多发水肿、筋膜炎、散在钙化、较大范围的骨组织），声阻抗差异较大时，声波在不均匀介质内发生反射和/或折射等现象，会引起焦域畸变和位置偏移。

（5）骨、含气组织等对HIFU治疗的影响：超声波在介质中传播时，传播界面声阻抗差异越大，反射及散射越多。介质密度越高声阻抗就越高，当声波遇到与软组织密度差异过大的组织或物质时，会发生大量反射及散射，声波难以通过。常见超声难以通过的组织和物质包括骨、气体、钙化灶等。在HIFU治疗时，需要确保声通道无含气组织（肠道、肺等）、骨、动脉硬化（钙化）或高密度异物等，因为它们可能导致HIFU大量反射及散射，难以到达靶区消融，而靶区周围组织过度加热造成损伤。同理，一些被大量气体或骨组织遮挡的肿瘤，如接近膈顶的右叶肝癌，某些被大量胃肠道气体遮挡的胰尾肿瘤、肾上腺肿瘤，纵隔内肿瘤（如食道癌、胸腺癌、纵隔转移癌等）由于声通道难以避开肺组织，难以进行HIFU治疗，或与其他插入式消融相比，HIFU在这些肿瘤治疗上无优势。

（6）皮-靶距：即所治疗肿瘤与皮肤距离，体外型的HIFU设备治疗深度可达11~13 cm，但如肿瘤过于浅表，如皮-靶距小于1.5cm，在HIFU治疗中由于没有足够大面积的皮肤分担入射的能量，有可能损伤皮肤，且在治疗时皮肤会产生剧烈疼痛（烧灼样疼痛）。因此，在治疗浅表肿瘤时，需要相应调整治疗功率、占空比，以及治疗时间。

四、HIFU治疗术后处理

（一）术后常规处理

（1）采用麻醉者，常规麻醉管理：全麻患者去枕平卧6小时，密切监测生命体征，术后常规禁食24小时；

（2）放置胃管者，一般保留24小时，视胃液引流量和胃肠道功能恢复情况，酌情拔除、逐步恢复饮食。禁食期间，常规给予静脉营养支持治疗，避免应激性溃疡等发生；

（3）治疗区皮肤出现红肿者，局部间断冷敷6小时，局部降温保护皮肤；

（4）腹部及盆腔部位病灶HIFU治疗后3天内密切观察腹部体征及全身状况；

（5）胰腺癌HIFU治疗后常规给予抑酸、保护胃黏膜等治疗3天，根据淀粉酶监测情况，可选择生长激素抑制剂类药物治疗，防治急性胰腺炎。胰腺癌分次HIFU治疗者，不良反应极少发生，如无特殊情况，可不用抑酸药；如出现腹痛，根据淀粉酶的情况决定下一步对症治疗方案；

（6）术后常规监测肝肾功能、血常规、尿量等；

（7）术后出现并发症者，参照并发症防治。

（二）并发症防治

主要并发症包括：发热、疼痛、皮肤损伤、无症状胸腹水等。根据SIR并发症分级标准，超过95%的并发症为轻度，如低热、I度皮肤灼伤、皮下组织肿胀、轻微疼痛、少量的胸腹水等，可医学观察或对症处理。对于重度并发症，需严密监控，及时采取相应治疗。

（1）发热：部分病人可出现38℃以下低热，通常持续1~3天，多为坏死组织吸收热，可嘱其多饮水或医学观察；超过38℃的吸收热可给予退热对症处理或适当补液。对38℃以上发热且确诊有感染者，应静脉应用抗生素及退热对症处理。

（2）疼痛：治疗区疼痛可持续数小时或数天，多为局部组织消融或热损伤后出现无菌性炎症所致，大多轻微。建议根据SIR疼痛分级标准进行判断，可采用WHO推荐的三阶梯止痛方法进行处置。严重疼痛者，需警惕消融治疗后局部继发感染，应密切监控，及时采取相应治疗。

（3）皮肤损伤：其原因是皮肤吸收了过多超声能量。在治疗过程中严密进行监控，当出现皮肤损伤前的影像变化时，通过增加冷却时间或更换治疗区、控制治疗剂量来预防皮肤严重损伤。皮肤损伤常见为以下表现：①皮肤Ⅰ度或者浅Ⅱ度灼伤，表现为红斑或薄壁水疱，皮肤弹性和血供正常。一般仅需间断冷敷并保持皮肤干燥，必要时可进行水疱抽吸，需避免局部皮肤破溃感染。②皮肤深Ⅱ度灼伤，表现为厚壁水疱或出现橘皮样改变，皮肤的血液供应正常或基本正常（皮肤毛细血管有充盈反应，但充盈时间正常或延长）。此种情况禁忌冷敷或热敷，需局部保暖，给予抑制炎症反应的药物，如非甾体抗炎或肾上腺皮质激素。③皮肤Ⅲ度灼伤，表现为表皮及皮下组织坏死，局部毛细血管充盈反应消失。需外科协助处理，通常建议在早期仅行坏死皮肤的局部切除及减张缝合，要避免清创。

（4）肝功能损害：变现为转氨酶、胆红素一过性升高，一般为轻度升高，可给予保肝、退黄治疗。严重肝功能损害很罕见，需要明确病因，积极治疗。

（5）肾功能损害：罕见，通常为消融后大量坏死组织在短期内入血，造成肾功能损伤或急性肾衰。建议控制消融范围，必要时术后及时给予水化、碱化尿液预防处置。术后需严密监测，一旦发生肾功能损伤，需专科诊治，必要时可给予透析治疗，大多预后较好。

（6）胰腺功能损害：胰腺癌 HIFU 治疗后极少数病人可出现一过性血尿淀粉酶升高，通常不伴局部的显著疼痛，常规给予禁食、抑酸、抑酶、对症支持等治疗，一般在数天内可恢复。

（7）继发感染：可发生在肝脏肿瘤 HIFU 消融术后几天到 3 个月，通常情况下在身体其他部位感染后出现。主要表现为肝区疼痛持续性进行性加重，伴或不伴持续发热，也有仅表现为原因不明持续高热。实验室及影像学检查提示肝脏局限性感染或肝脓肿形成。确诊后按照感染及肝脓肿治疗原则进行治疗，肝脓肿需行必要穿刺引流或外科治疗。

（8）反应性胸腔积液：胸膜受到热损伤等刺激后出现反应性胸膜炎，表现为胸腔积液，伴或不伴胸痛，深呼吸时加重。一般为少量到中量胸腔积液，大多不需特殊治疗，积液可自行吸收；如严重影响呼吸功能和生活质量，可行胸腔穿刺引流或抽液治疗。

（9）肠道损伤：罕见，发生原因可能是治疗靶区临近肠道，治疗超声的较高热量传导到临近肠壁，或者误将肠道组织作为靶区组织进行治疗，导致肠道损伤；也有可能超声治疗通道经过肠道，且肠道内存在一定量气体和肠内容物，致使治疗时超声波在局部发生反射和能量的沉积，或者产生空化效应，导致局部肠壁组织损伤。预防措施包括：HIFU治疗前严格进行肠道准备，清除肠道内的内容物和尽量减少肠道内的气体，尽量选择不通过肠道的声通道；如果治疗通道无法回避肠道，需尽量保持该段肠道内没有空气或者内容物，同时需要控制治疗参数、降低治疗强度。此外，术后须严密监控肠道恢复情况，待肠道功能恢复后方可进食。一旦发生肠道损伤，尽早请外科协助治疗。大多数情况下，HIFU

治疗对肠道的影响仅表现为肠蠕动的减弱。

（10）迟发性肋骨骨折：HIFU 消融过程中，声通道上的肋骨可吸收部分能量，特别是较大肿瘤且靠近肝脏被膜，治疗区肋骨局部吸收能量会更多，可造成骨质损伤，甚可出现骨骼无菌性坏死。患者活动或肋骨受挤压时容易发生该区域肋骨骨折，多发生在 HIFU 术后 6 个月以上，很显然发生这样的并发症已经偏离了 HIFU 治疗"微无创"的初衷，给病人带来了较大痛苦。预防措施：严格把握治疗适应证，受肋骨阻挡的肝癌可考虑用插入式消融治疗；防治措施包括：HIFU 治疗过程中尽量选择多个肋间隙进行治疗，避免超声能量直接辐照肋骨。一旦发生骨折，若无明显症状，一般无需特殊处理。

（11）外周神经损伤：病灶周围有重要神经，并且在 HIFU 治疗时有神经损伤风险的患者，建议在非麻醉情况下，或者镇静镇痛下进行 HIFU 手术，这样术中可及时观察神经刺激症状，能有效降低神经损伤发生风险。周围神经损伤预后取决于神经与病灶的解剖位置关系，当神经干位于治疗超声的焦点时多产生不可逆性损伤，当神经位于超声散射束的低能量区域，多系可逆性损伤。如发生神经损伤，早期应给予地塞米松抑制炎症反应、扩张血管改善血循环，后期应用非甾体类消炎药合并营养神经药物。疼痛严重时可用卡马西平或加巴喷丁缓解症状。

（12）尿失禁：HIFU后尿失禁的病因与局限性前列腺癌其他疗法中的不良反应类似，可能由损伤外部尿道括约肌引起。对HIFU后患者评估尿失禁的第一步是排除尿潴留或充溢性尿失禁。对于压力性尿失禁，在HIFU后的前12个月内应采取保守治疗，此后才可考虑手术治疗。

第四章

肿瘤HIFU治疗的疗效评估

HIFU治疗后的疗效评估一般是基于影像学评价为基础，同时结合临床评价的综合评估，包括影像学评价、临床综合评价和生存期随访。

一、影像学评估

影像学评价方法：主要包括灰阶超声、超声多普勒成像、超声造影、增强CT和/或增强MRI，必要时增加放射性核素显像（如PET/CT）等检查项目。部分患者治疗后灰阶超声可表现为病灶内部回声增强；超声造影表现为局部血流灌注缺损；增强CT和MRI可表现为局灶性低增强或无增强；PET/CT表现为肿块FDG摄取降低。但目前仍以实体瘤缓解评价标准（RECIST）作为评价的主要内容。

HIFU治疗后应定期做影像学检查以评估HIFU治疗部位肿瘤的转归（体积变化）、有无远处转移等，必要时做病理组织学检查。一般治疗后前三个月，每月随访一次，超声检查肿瘤体积变化。肿瘤体积计算公式：$V = \pi ab^2 / 6$（a为肿瘤的长径，b为短径）。疗效评价标准：①完全缓解：患者肿块完全消失；②部分缓解：肿块体积缩小低于50%；③稳定：肿块体积缩小低于50%或增大低于25%；④进展：肿块体积增大超过25%。治疗后三个月时，应行CT/MRI检查，并与治疗前CT/MRI图像进行逐层对比，以明确肿瘤转归。三月后，如肿块稳定，每两月随访一次，直至肿瘤进展。一般来说，完全缓解及部分缓解患者被认为HIFU治疗有效，如治疗部位肿瘤体积稳定并持续三个月以上，反映瘤细胞增殖活性降低，也是HIFU治疗有效的表现。

（一）早期影像学评估

1. 超声

（1）超声在HIFU治疗中不仅用于实时监控，还可用于治疗后的疗效判断。HIFU治疗后组织凝固性坏死，早期在声像图上表现为回声增高，常为高回声或强回声，内部可出现伴声影的点状或斑片状的强回声；偶尔可见多个或片状的液化区域。肿瘤边界在治疗两周内边界较为模糊，以后逐渐变得清晰。

（2）超声造影可增强超声背向散射，增强血流回波信号和血流在血管中的多普勒信号，可显示病灶内部的微血管灌注，从而增强其与周围组织的声特性阻抗的对比度，有利于病灶范围及内部血供的观察。于HIFU治疗前及治疗后即时对患者实施超声造影检查，观察并对比病灶组织的血供情况，了解病灶组织内部是否存在残留血供和遗漏病灶，对未完全灭活的病灶可实施高强度聚焦超声补充治疗。超声造影评价HIFU的疗效具有即时性、精准性、多角度、操作简单及可重复性优势，但一般不适用于治疗前乏血供的病灶。

（3）治疗有效时的主要表现为：治疗区动脉期（或毛细血管期）、门静脉期（或实质期）和延迟期均无强化。治疗不完全时，治疗区内出现不规则强化区，大多数情况下分布于边缘区域，由于影响回声改变的因素较多，回声增强区不作为判断疗效的主要标准。治疗恶性肿瘤时，由于肿瘤周边常与其他空腔脏器、胰胆管系统、神经组织粘连或浸润，需避开这些重要的器官或组织以免发生严重并发症，因此很难完全消融整个肿瘤区域的血供。HIFU后即刻超声造影，常见肿瘤周边有带状或结节状残留强化区域。此时可用消融体积（NPV，non-perfused volume）百分比来判断治疗的消融率（=无强化区域的体积/整个肿瘤的体积×100%）。在良性肿瘤中，NPV百分比达70%以上即为早期治疗有效。

2.CT

治疗有效时早期主要表现为：①凝固性坏死在CT平扫呈低密度，动态增强扫描动脉期（或毛细血管期）、门静脉期（或实质期）和延迟期均无强化；②治疗区的边缘有一薄层较均匀的强化影。当治疗不完全时，治疗区内会出现不规则强化，特别是边缘区出现宽大强化或结节状强化。

3.MRI

治疗有效时图像表现为：凝固性坏死在T2W1（T2加权像）呈稍低信号，T1W1（T1加权像）呈稍高信号，用脂肪抑制后T1W1的稍高信号无变化（未被抑制）；动态增强扫描动脉期（或毛细血管期）、门静脉期（或实质期）和延迟期均无强化；治疗区边缘可见一薄层较均匀的强化影。

4.PET或PET/CT

PET/CT是解剖影像学的定位精确性和功能影像学相结合，既能准确对病变定位又可客观反映病变功能。如果治疗后使用FDG-PET扫描呈全阴性结果，则可认为此时癌组织代谢率已消失或转归正常，实质上达到了手术切除肿瘤消失的疗效。虽然实质脏器肿瘤死亡组织存在不符合CR标准，仍可评定为显效。治疗不完全时，早期可见肿瘤边缘呈环状或结节状FDG摄取增高区域。

（二）后期影像学评估

恶性肿瘤局部疗效评价，可按改良实体瘤疗效评估标准（modified response evaluation criteria in solid tumors，mRECIST）。良性肿瘤中，子宫肌瘤是 HIFU 治疗最多类型，其长期影像学评估采用肌瘤缩小百分比（FS%，fibroid shrinkage percentage）来检测（=肌瘤缩小的体积/治疗前肌瘤的体积×100%）。一般消融有效体积占总体积的90%以上时（即 NPV 百分比达90%以上），一年后 FS% 可达60%。

1. 超声

（1）对治疗有效肿瘤，后期的超声灰阶图像一般变化如下：肿瘤明显缩小时，边界变得模糊不清（良性肿瘤除外）。瘤体通常在治疗后第3个月开始明显缩小。一般情况下，恶性肿瘤缩小较良性肿瘤速度慢。肿瘤内部回声增强不如早期明显，但变得细小而均匀；常见多个或片状液化区域。

（2）超声造影：对治疗有效肿瘤，超声造影瘤内无增强。治疗不全时，治疗区内分布于边缘的强化区域，即边缘残留有血供区域，在后期可能向肿瘤内部生长，呈边缘带状或结节状强化，合并内部不规则结节状强化；或向周围组织浸润，呈边缘不规则强化带。

（3）在随访过程中，若病灶体积缩小缓慢，可通过超声造影监测病灶活性变化。

2. CT 和 MRI

后期随访见治疗区边界清楚，体积缓慢缩小，延迟期肿瘤周边一圈极薄的均匀增强带。治疗不完全时，表现同超声造影。

3.PET 或 PET/CT

后期随访观察肿瘤局部，可通过观察肿瘤区域是否有 FDG 摄取增高，或高摄取区域是否范围增大，来判断肿瘤是否复发或进展。行全身 PET/CT 检查可了解是否出现肿瘤远处转移，转移肿瘤大小、形态、数目及周边器官毗邻关系等，对临床治疗方案提供重要依据。

二、临床综合评价

（1）患者的生存质量、一般体力状况及功能评分，包括 QOL、ECOG、KPS 等；

（2）疼痛评分，多数采用 VAS 评分或者 NRS 评分；

（3）实验室检查以肿瘤标记物作为主要评价指标，免疫指标也可作为备选指标。在 HIFU 治疗后的 1~2 周内，由于瘤细胞大量坏死，抗原大量释放，某些肿瘤标记物可能一过性升高，一般在治疗后一个月肿瘤标志物恢复至原来水平。免疫指标一般以 IgA、IgG、IgM、补体 C3、补体 C4、CD4+T 细胞和 CD8+T 细胞等作为参考。

三、生存期评价

治疗后应对每一位患者进行长期生存随访，直至失访或死亡，治疗后前三月每月随访一次，三月后，每两月随访一次，直至肿块进展。如肿块进展，需重新评估，制定后续治疗计划。

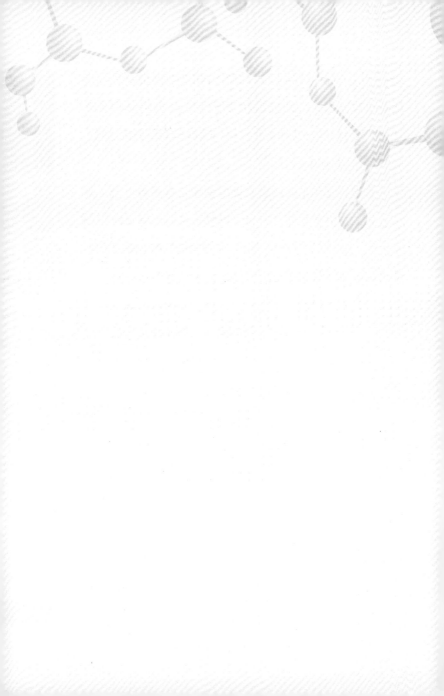

第五章

肿瘤HIFU治疗的随访和展望

一、随访

在 HIFU 治疗结束后的第 1、3、6、12 个月，直至 2 年，进行随访。但按不同肿瘤的特点，随访周期不尽相同：如子宫肌瘤是良性肿瘤，通常 HIFU 消融比较完全，可按常规在 HIFU 治疗后第 1、3、6、12 个月做随访，随访内容主要是超声检查和临床表现记录；然而，不能手术的中晚期胰腺癌，进展迅速，必须在 HIFU 治疗后一个月做全面随访，随访内容包括原发肿瘤的体积、血供，影像学检查明确是否存在其他转移病灶，肿瘤标记物、肝功能等实验室指标，患者症状以及生存质量评分，生存期记录。前列腺癌经腔内 HIFU 治疗后，2~3 个月首先进行临床评估和前列腺特异性抗原（Prostate Specific Antigen，PSA）检测，在术后 6 个月，患者再接受 MRI 检查和融合活检以确认治疗效果。

需要强调的是：虽然 HIFU 治疗是一个独立的局部治疗手段，但肿瘤病人尤其是中晚期肿瘤病人的治疗是一个整合治疗的复杂系统。接受治疗的病人很可能止步于 HIFU 治疗，而不去寻求其他可能有效的治疗方法，如全身系统治疗。作为具有整合治疗理念的临床医生，在肿瘤病人 HIFU 治疗后随访时，不应只局限于经过

HIFU 治疗的局部肿瘤，更要考虑到其他部位可能存在的转移性病灶，以及其他治疗手段。肿瘤随访不但是对既往治疗的评估，也要对下一步的治疗方案负责。如病人各方面发生较大变化时，可考虑再次启动 MDT to HIM，重新制定整合治疗方案。

二、HIFU 技术不足与展望

（一）超声引导：图像受干扰，不够清晰

尽管超声引导的 HIFU 治疗能在治疗中提供实时成像，但由于成像时换能器接收到显著的治疗声波干扰，确切地说，这种 B 型超声治疗"中"成像效果常不是非常令人满意。减少这种干扰的一种潜在方法是将成像换能器设计为比治疗换能器的中心频率更高；另一种方法是通过同步成像和治疗信号脉冲重复频率（PRF）来传输混合脉冲信号。最近有学者建议使用固定陷波过滤编码激发的方法，即成像用编码信号和治疗用连续波（CW）信号同时传输到目标，成像换能器接收反射混合信号。经过脉冲压缩和固定陷波滤波后，最终成像信号的旁瓣干扰可低于 40 dB。目前，这些研究已在动物实验中取得良好成效。

(二)MRI引导的不足

基于MRI不受治疗声波干扰,治疗前后图像显示较超声引导更清晰。并且MRI具有更多参数指标,对治疗后评估及预后判定有更多参考指标。但MRI引导的HIFU治疗也存在价格昂贵、治疗时间长(主要因成像时间长)、无法为体内植入特定金属异物的患者提供治疗等缺陷。因此,US-MRI影像融合引导HIFU治疗可令二者影像学引导取长补短,近期正越来越受到临床研究者的重视。

(三)靶点的测温

MRI分辨率高,且对温度变化敏感的成像参数丰富,因此可无创监测HIFU治疗时的温度分布,判断焦点位置、判断靶区组织凝固性坏死程度、评估边界组织损伤风险。但有研究结果表明,HIFU治疗过程组织涉及43℃和60℃附近的相变,组织相变对测温有影响,43℃和60℃附近测温不准,而且相变前后组织中的测温线性会发生变化,传统MRI测温研究没有考虑HIFU治疗中组织相变的影响。相变过程中,测温参数结合水比例、活化能由一个常数变为另一个常数,组织测温线性关系发生变化,对相变前后组织MRI温度敏感参数与温度间具有不同关系，MRI测温存在困难。除MRI无损测温，近期还有许多测温技术尚在积极探索中，如基于频谱图像的无损测温，基于超声声辐射力的二维定量超声弹性成像算法等，都为无损测温展现了美好前景。

此外，HIFU靶点的温度是否越高越好，尚存争议。有学者认为瘤细胞加热至55℃下维持4s的HIFU治疗对刺激瘤周树突状细胞的成熟（根据IL-12/IL-10的产生和CD80/CD86的表达分析），较80℃下治疗更有效。

（四）HIFU能量的衰减和流失

由于超声能量随传播距离增加而衰减，到达深部治疗区域时，超声能量明显减少，另外，靶点位于大血管旁时，超声能量常被快速流动的血液带走，导致消融效果降低。虽可通过提高声功率和延长治疗时间来达到消融目的，但这也可能对声通道内的正常组织造成损伤，产生相应并发症。

为此，有学者提出引入增效剂来改变肿瘤组织的声环境，增加超声能量沉积，从而提高消融效率，防止并发症发生。此外，一些增效剂也具备成像功能，在HIFU增效同时能提供影像监控，这对提高HIFU治疗安全性至关重要。目前研究较多增效剂包括生物微粒修饰的靶向颗粒、各种微泡造影剂（如六氟化硫脂质微泡、N2O微泡）等，但在治疗过程中量化及控制仍存争议。

（五）数字化远程会诊及手术

HIFU治疗过程全部采用计算机自动化控制，操作简便、性能稳定、运行可靠、精确度高。从数字化角度看，HIFU超声治疗区别于传统外科和内科，需要以超声影像作诊疗基础，并通过全流程计算机自动化控制，结合先进5G远程平台，是最有可能实现诊断-治疗全流程数字化的一种介入治疗技术，有望实现HIFU超声治疗全闭环工作流程数字化技术覆盖：HIFU治疗过程中，借助5G技术影像实时传输，医生可借助高速信息网络通过计算机远程实时控制HIFU治疗探头的位移和能量，从而完成远程手术操作。利用数字化远程技术，打破医患交流时空限制，可以促进优质医疗资源下沉至县级医院，提高医疗服务水平，降低患者就医难度与成本，加速HIFU技术在基层的普及推广。

参考文献

1. Orloff L A，Noel J E，Stack B C，et al. Radiofrequency ablation and related ultrasound-guided ablation technologies for treatment of benign and malignant thyroid disease：An international multidisciplinary consensus statement of the American Head and Neck Society Endocrine Surgery Section with the Asia Pacific Society of Thyroid Surgery，Associazione Medici Endocrinologi，British Association of Endocrine and Thyroid Surgeons，European Thyroid Association，Italian Society of Endocrine Surgery Units，Korean Society of Thyroid Radiology，Latin American Thyroid Society，and Thyroid Nodules Therapies Association. Head & Neck，2022，44（3）：633-660.

2. Lang B H，Wu A L H. High intensity focused ultrasound（HIFU）ablation of benign thyroid nodules - A systematic review. Journal of Therapeutic Ultrasound，2017，5（1）.

3. Lang B，Wong C，Ma E. Single-session high intensity focussed ablation（HIFU）versus open cervical hemithyroidectomy for benign thyroid nodule：analysis on early

efficacy, safety and voice quality. Int J Hyperthermia, 2017, 33 (8): 868-874.

4.Lang B H H, Woo Y, Chiu K W. High-intensity focused ablation (HIFU) of single benign thyroid nodule rarely alters underlying thyroid function. International journal of hyperthermia, 2017, 33 (8): 875-881.

5.Sinai A, Nassar M, Eran A, et al. Magnetic resonance-guided focused ultrasound thalamotomy for essential tremor: a 5-year single -center experience. J Neurosurg, 2019: 1-8.

6.Elias W J, Lipsman N, Ondo W G, et al. A Randomized Trial of Focused Ultrasound Thalamotomy for Essential Tremor. N Engl J Med, 2016, 375 (8): 730-739.

7.Chang J W, Park C K, Lipsman N, et al. A prospective trial of magnetic resonance-guided focused ultrasound thalamotomy for essential tremor: Results at the 2-year follow-up. Ann Neurol, 2018, 83 (1): 107-114.

8.Martinez-Fernandez R, Manez-Miro J U, Rodriguez-Rojas R, et al. Randomized Trial of Focused Ultrasound Subthalamotomy for Parkinson's Disease. N Engl J Med,

2020，383（26）：2501-2513.

9.Davidson B，Hamani C，Rabin J S，et al. Magnetic reso-nance-guided focused ultrasound capsulotomy for refracto-ry obsessive compulsive disorder and major depressive dis-order：clinical and imaging results from two phase I tri-als. Mol Psychiatry，2020，25（9）：1946-1957.

10.Lipsman N，Meng Y，Bethune A J，et al. Blood-brain barrier opening in Alzheimer's disease using MR-guided focused ultrasound. Nat Commun，2018，9（1）：2336.

11. Sentilhes Loïc，Kayem Gilles，Chandraharan Edwin，et al. FIGO consensus guidelines on placenta accreta spectrum disorders：Conservative management. Interna-tional Journal of Gynecology & Obstetrics，2018；140（3）：291-298.

12.Bai Y，Luo X，Li Q，et al. High-intensity focused ul-trasound treatment of placenta accreta after vaginal deliv-ery：a preliminary study. Ultrasound in Obstetrics & Gy-necology，2016，47（4）：492-498.

13.Wang Y，Wang W，Wang L，et al. Ultrasound-guided

high-intensity focused ultrasound treatment for abdominal wall endometriosis: Preliminary results. European Journal of Radiology, 2011, 79 (1): 56-59.

14. Shi S, Ni G, Ling L, et al. High-Intensity Focused Ultrasound in the Treatment of Abdominal Wall Endometriosis. Journal of Minimally Invasive Gynecology, 2020, 27 (3): 704-711.

15. Wang S, Li B, Wang J, et al. The safety of echo contrast-enhanced ultrasound in high-intensity focused ultrasound ablation for abdominal wall endometriosis: a retrospective study. Quantitative Imaging in Medicine and Surgery, 2021, 11 (5): 1751-1762.

16. Zhu J, Zhu H, Mei Z, et al. High-intensity focused ultrasound ablation: an effective and safe treatment for secondary hypersplenism. The British Journal of Radiology, 2014, 87 (1043): 20140374.

17. Xiao J, Sun T, Zhang S, et al. HIFU, a noninvasive and effective treatment for chyluria: 15 years of experience. Surgical Endoscopy, 2018, 32 (7): 3064-3069.

18. Niu S，Cheng L，Qiao Y，et al. Combined Stent Insertion and High-intensity Focused Ultrasound Ablation for Patients With Malignant Obstructive Jaundice. Surg Laparosc Endosc Percutan Tech，2016，26（6）：488-492.

19. Elhelf，IAS，Albahar，H，Shah，U，et al. High intensity focused ultrasound：The fundamentals，clinical applications and research trends. Diagn Interv Imaging，2018，99（6）：349-359.

20. Siedek，F，Yeo，SY，Heijman，E，et al. Magnetic Resonance-Guided High-Intensity Focused Ultrasound（MR-HIFU）：Technical Background and Overview of Current Clinical Applications（Part 1）. Rofo-Fortschr Rontg，2019，191（6）：522-530.

21. 吴玉（综述），邹建中（审校）. 影响高强度聚焦超声能量沉积的血管因素分析. 临床超声医学杂志，2014，（5）：325-326.

22. 陈思瑶，李成海，周野，等. 血流灌注对高强度聚焦超声消融子宫肌瘤的影响. 中国医学物理学杂志，2021，38（11）：1412-1416.

23. Hynynen, K, Roemer, R, Moros, E, et al. The Effect of Scanning Speed on Temperature and Equivalent Thermal Exposure Distributions During Ultrasound Hyperthermia In Vivo. Ieee T Microw Theory, 1986, 34 (5): 552-559.

24. Wei, C, Fang, X, Wang, CB, et al. The predictive value of quantitative DCE metrics for immediate therapeutic response of high-intensity focused ultrasound ablation (HIFU) of symptomatic uterine fibroids. Abdom Radiol, 2018, 43 (8): 2169-2175.

25. Yang, R, Sanghvi, NT, Rescorla, FJ, et al. Liver cancer ablation with extracorporeal high-intensity focused ultrasound. EUR UROL, 1993, 23 Suppl 1 17-122.

26. Crezee, J, Lagendijk, JJ. Experimental verification of bioheat transfer theories: measurement of temperature profiles around large artificial vessels in perfused tissue. PHYS MED BIOL, 1990, 35 (7): 905-923.

27. Shih, T, Kou, H, Lin, W. Effect of effective tissue conductivity on thermal dose distributions of living tissue

with directional blood flow during thermal therapy Int Commun Heat Mass，2002，29（1）：115-126.

28. 熊树华，刘宝琴，胡凯，等.碘油对肝脏高强度聚焦超声治疗剂量的影响.中华实验外科杂志，2003，20（2）：182-182.

29. 张平，张晓静，朱元光，等.血管位置对HIFU焦域温度场的影响.国际生物医学工程杂志，2011，34（1）：16-19.

30. Yuan，P，Liu，H，Chen，C，et al. Temperature response in biological tissue by alternating heating and cooling modalities with sinusoidal temperature oscillation on the skin.Int Commun Heat Mass，2008，35（9）：1091-1096.

31. Billard，BE，Hynynen，K，Roemer，RB. Effects of physical parameters on high temperature ultrasound hyperthermia. Ultrasound Med Biol，1990，16（4）：409-20.

32. Yang R，Reilly CR，Rescorla FJ，et al：High-intensity focused ultrasound in the treatment of experimental liver cancer.Arch Surg 1991，126：1002-1010.

33. Shih，T，Kou，H，Lin，W. The impact of thermally significant blood vessels in perfused tumor tissue on thermal dose distributions during thermal therapies Int Commun Heat Mass，2003，30（7）：975-985.

34. Zhao，LY，Liu，S，Chen，ZG，et al. Cavitation enhances coagulated size during pulsed high-intensity focussed ultrasound ablation in an isolated liver perfusion system. Int J Hyperther，2016，33（3）：343-353.

35. 陈锦云，陈文直，朱丽，等.子宫肌瘤的血液供应特征对超声消融治疗剂量的影响.中华妇产科杂志，2011，46（6）：403-406.

36. 伍烽，陈文直，白晋，等.高强度聚焦超声对恶性实体肿瘤血管的破坏作用.中华实验外科杂志，2002，19（4）：314-315.

37. Wu，F，Chen，WZ，Bai，J，et al. Pathological changes in human malignant carcinoma treated with high-intensity focused ultrasound. Ultrasound Med Biol，2001，27（8）：1099-106.

38. Gannon，BJ，Carati，CJ，Verco，CJ. Endometrial perfusion across the normal human menstrual cycle assessed

by laser Doppler fluxmetry. Hum Reprod, 1997, 12
(1): 132-9.

39. Raine-Fenning, NJ, Campbell, BK, Kendall, NR,
et al. Quantifying the changes in endometrial vascularity
throughout the normal menstrual cycle with three-dimen-
sional power Doppler angiography. Hum Reprod, 2004,
19 (2): 330-8.

40. Takahashi, N, Yoshino, O, Hiraike, O, et al. The
assessment of myometrium perfusion in patients with
uterine fibroid by arterial spin labeling MRI. Springer-
plus, 2016, 5 (1): 1907.

41. Kim, YS, Lim, HK, Kim, JH, et al. Dynamic con-
trast-enhanced magnetic resonance imaging predicts im-
mediate therapeutic response of magnetic resonance-
guided high-intensity focused ultrasound ablation of
symptomatic uterine fibroids. Invest Radiol., 2011, 46
(10): 639-47.

42. Stoelinga, B, Dooper, AMC, Juffermans, LJM, et
al. Use of Contrast-Enhanced Ultrasound in the Assess-
ment of Uterine Fibroids: A Feasibility Study. Ultra-

sound Med Biol，2018，44（8）：1901-1909.

43. Voogt，MJ，van Stralen，M，Ikink，ME，et al. Targeted vessel ablation for more efficient magnetic resonance-guided high-intensity focused ultrasound ablation of uterine fibroids. Cardiovasc Inter Rad，2011，35（5）：1205-10.

44. 熊燃. 缩宫素在高强度聚焦超声治疗子宫肌瘤中的应用现状. 临床超声医学杂志，2014，16（9）：619-621.

45. 刘政，陈文直，陈锦云，等.非常规剂量缩宫素对子宫肌瘤血供影响的超声研究.中国超声医学杂志，2012，28（7）：645-647.

46. Wang，Y，Ren，D，Wang，W. The Influence of Oxytocin on the Blood Perfusion of Uterine Fibroids：Contrast-enhanced Ultrasonography Evaluation. J Med Ultrasound，2016，24（1）：13-17.

47. Khan，KN，Kitajima，M，Hiraki，K，et al. Changes in tissue inflammation，angiogenesis and apoptosis in endometriosis，adenomyosis and uterine myoma after GnRH agonist therapy. Hum Reprod，2009，25（3）：

642-53.

48.Di Lieto，A，De Falco，M，Mansueto，G，et al. Preoperative administration of GnRH-a plus tibolone to premenopausal women with uterine fibroids： evaluation of the clinical response，the immunohistochemical expression of PDGF，bFGF and VEGF and the vascular pattern. Steroids，2004，70（2）：95-102.

49.秦艳，李全义，王琦，等.HIFU联合SonoVue损伤含较大血管肝组织的实验研究.重庆医科大学学报，2009，34（4）：439-442.

50.Keshavarzi，A，Vaezy，S，Kaczkowski，PJ，et al. Attenuation coefficient and sound speed in human myometrium and uterine fibroid tumors. J Ultras Med，2001，20（5）：473-80.

51.周永昌.超声医学（第六版）[M].北京：人民军医出版社，2011.

52.Barnett，SB，Rott，HD，ter Haar，GR，et al. The sensitivity of biological tissue to ultrasound. Ultrasound Med Biol，1997；23（6）：805-12.

53.李非，冉剑波，黄浩然，等.HIFU消融不同T2WI信号子宫肌瘤疗效差异的组织声学性质.中国介入影像与治疗学，2016，13（7）：434-437.

54.易根发，范宏杰，谢璇丞，等.高强度聚焦超声消融单发性子宫肌瘤能效因子的影响因素.中国介入影像与治疗学，2018，15（11）：674-678.

55.张卫星，邓卫萍，黄耀.高强度聚焦超声（HIFU）治疗肝癌中应用呼吸控制和人工胸水的安全性观察.临床和实验医学杂志，2007，6（5）：43-44.

56.Shin，E，Kang，B，Chang，J. Real-Time HIFU Treatment Monitoring Using Pulse Inversion Ultrasonic Imaging Appl Sci（Basel），2018，8（11）：2219.

57.Chanel，LA，Nageotte，F，Vappou，J，et al. Robotized High Intensity Focused Ultrasound（HIFU）system for treatment of mobile organs using motion tracking by ultrasound imaging：An in vitro study. Annu Int Conf IEEE Eng Med Biol Soc，2015，2015 2571-5.

58.Marquet，F，Aubry，JF，Pernot，M，et al. Optimal transcostal high-intensity focused ultrasound with combined real -time 3D movement tracking and correction. Phys Med Biol，2011，56（22）：7061-80.

59. Kim，YS，Rhim，H，Choi，MJ，et al. High-intensity focused ultrasound therapy： an overview for radiologists. Korean J Radiol，2008，9（4）：291-302.

60. McWilliams，JP，Lee，EW，Yamamoto，S，et al. Image-guided tumor ablation： emerging technologies and future directions. Semin Intervent Rad，2010，27（3）：302-13.

61. Shehata，IA. Treatment with high intensity focused ultrasound： secrets revealed. Eur J Radiol，2011，81（3）：534-41.

62. Clement，GT，Hynynen，K. A non-invasive method for focusing ultrasound through the human skull. Phys Med Biol，2002，47（8）：1219-36.

63. Legon，W，Sato，TF，Opitz，A，et al. Transcranial focused ultrasound modulates the activity of primary somatosensory cortex in humans. Nat Neurosci，2014，17（2）：322-9.

64. Zhu，H，Zhou，K，Zhang，L，et al. High intensity focused ultrasound（HIFU）therapy for local treatment of hepatocellular carcinoma： role of partial rib resection.

Eur J Radiol，2008，72（1）：160-6.

65. Fukuda，H，Ito，R，Ohto，M，et al. Treatment of small hepatocellular carcinomas with US-guided high-intensity focused ultrasound. Ultrasound Med Biol，2011，37（8）：1222-9.

66. Feril LB，Fernan RL，Tachibana K. High-Intensity Focused Ultrasound in the Treatment of Breast Cancer. Curr Med Chem，2021，28（25）：5179-5188.

67. Knuttel FM，van den Bosch MA. Magnetic Resonance-Guided High Intensity Focused Ultrasound Ablation of Breast Cancer. Adv Exp Med Biol，2016，880：65-81.

68. Wu F，ter Haar G，Chen WR. High-intensity focused ultrasound ablation of breast cancer. Expert Rev Anticancer Ther，2007 Jun，7（6）：823-31.

69. Lynn JG，Zwemer RL，Chick AJ，et al. A new method for the generation and use of focused ultrasound in experimental biology. J Gen Physiol，1942，26（2）：179-193.

70. 中国医师协会聚焦超声消融手术临床应用技术规范

制定专家委员会.聚焦超声消融手术临床应用技术规范专家共识（2020年版）.中华医学杂志，2020，100（13）：974-977.

71.Wang ZB，Bai J，Li F，et al. Study of a "biological focal region" of high-intensity focused ultrasound. Ultrasound Med Biol，2003，29（5）：749-754.

72.Bond AE，Shah BB，Huss DS，et al. Safety and efficacy of focused ultrasound thalamotomy for patients with medication-refractory，tremor-dominant parkinson disease：a randomized clinical trial. JAMA Neurol，2017，74（12）：1412-1418.

73.Zhang L，Wang ZB. High-intensity focused ultrasound tumor ablation：review of ten years of clinical experience. Front Med China，2010，4（3）：294-302.

74.祝宝让，李静，盖绿华，等.聚焦超声消融联合TACE治疗10 cm以上大肝癌的临床效果分析.中华介入放射学电子杂志，2016，4（002）：86-90.

75.Orsi F，Zhang L，Arnone P，et al. High-intensity focused ultrasound ablation：effective and safe therapy for solid tumors in difficult locations. AJR Am J Roentgenol，

2010，195（3）：W245-W252.

76.Jin C，Zhu H，Wang Z，et al. High-intensity focused ultrasound combined with transarterial chemoembolization for unresectable hepatocellular carcinoma：long-term follow-up and clinical analysis. Eur J Radiol，2011，80（3）：662-669.

77.Marinova M，Huxold HC，Henseler J，et al. Clinical effectiveness and potential survival benefit of US-guided high-intensity focused ultrasound therapy in patients with advanced-stage pancreatic cancer. Ultraschall Med，2019，40（5）：625-637.

78.Zhu B，Li J，Diao L，et al. High-intensity focused ultrasound ablation for advanced pancreatic cancer. Journal of Cancer Research and Therapeutics，2019，15（4）：831-835.

79.祝宝让，刁立岩，李静，等.进展期胰腺癌的高强度聚焦超声消融治疗.中国超声医学杂志，2019，35（9）：817-820.

80.Chen W，Zhu H，Zhang L，et al. Primary bone malignancy：effective treatment with high-intensity focused ultrasound ablation. Radiology, 2010, 255 (3): 967-978.

81. Xiaowen Zhong, Mei Zhang, Zedan Tian, et al. The Study of Enhanced High-Intensity Focused Ultrasound Therapy by Sonodynamic N2O Microbubbles. Nanoscale Research Letters, 2019, 14: 381.

82. Chen J, Li Y, Wang Z, et al. Evaluation of high-intensity focused ultrasound ablation for uterine fibroids: an IDEAL prospective exploration study. BJOG, 2018, 125 (3): 354-364.

83. Zhang L, Rao F, Setzen R. High intensity focused ultrasound for the treatment of adenomyosis: selection criteria, efficacy, safety and fertility. Acta Obstet Gynecol Scand, 2017, 96 (6): 707-714.

84. Peek MC, Ahmed M, Scudder J, et al. High intensity focused ultrasound in the treatment of breast fibroadenomata: results of the HIFU-F trial. Int J Hyperthermia, 2016, 32 (8): 881-888.

85. Chaussy CG, Thüroff S. High-intensity focused ultrasound for the treatment of prostate cancer: a review. J

Endourol，2017，31（S1）：S30-S37.

86.Rong Z， Jin-Yun C， Lian Z， et al. The safety and ablation efficacy of ultrasound-guided high-intensity focused ultrasound ablation for desmoid tumors. International journal of hyperthermia，2021，38（2）：89-95.

87.Griffin M O， Kulkarni N M， O'Connor S D， et al. Magnetic Resonance-Guided Focused Ultrasound：A Brief Review With Emphasis on the Treatment of Extra-abdominal Desmoid Tumors. Ultrasound Quarterly，2019，35（4）：346-354.

88.Joiner JB， Pylayeva-Gupta Y， Dayton PA. Focused Ultrasound for Immunomodulation of the Tumor Microenvironment.J Immunol，2020，205（9）：2327-2341.

89.Cohen G， Chandran P， Lorsung R M， et al.Pulsed-Focused Ultrasound Slows B16 Melanoma and 4T1 Breast Tumor Growth through Differential Tumor Microenvironmental Changes. Cancers（Basel）.2021 Mar 27；13（7）：1546-1562.

90.Cohen G， Chandran P， Lorsung RM， et al.The Impact of Focused Ultrasound in Two Tumor Models：Temporal

Alterations in the Natural History on Tumor Microenvironment and Immune Cell Response.Cancers （Basel），2020，12（2）：350-. 350-369.

91.Abe S，Nagata H，Crosby EJ，et al. Combination of ultrasound- based mechanical disruption of tumor with immune checkpoint blockade modifies tumor microenvironment and augments systemic antitumor immunity. Journal for Immuno Therapy of Cancer，2022；10：e003717.

92.Eranki A，Srinivasan P，Ries M，et al. High Intensity Focused Ultrasound （HIFU）Triggers Immune Sensitization of Refractory Murine Neuroblastoma to Checkpoint Inhibitor Therapy. Clinical Cancer Research，2019，26（5）：1151-1161.

93.Mouratidis P，Costa M，Rivens I，et al. Pulsed focused ultrasound can improve the anti - cancer effects of immune checkpoint inhibitors in murine pancreatic cancer. Journal of The Royal Society Interface，2021，18（180）：20210266.

94.Kheirolomoom，A.，M. T. Silvestrini，E. S. Ingham，L.

M. et al. Combining activatable nanodelivery with immu-notherapy in a murine breast cancer model. J. Control. Release, 2019, 303: 42-54.

95. Bulner, S., A. Prodeus, J. Gariepy, et al. Enhancing checkpoint inhibitor therapy with ultrasound stimulated microbubbles. Ultrasound Med. Biol, 2019, 45: 500-512.

96. SonaCare Medical. Charlotte, NC. https: //sonacaremed-ical.com/ (Accessed October 24, 2020).

97. Koch MO, Gardner T, Cheng L, et al: Phase I/II trial of high intensity focused ultrasound for the treatment of previously untreated localized prostate cancer. J Urol 2007: 178: 2366-2371.

98. Tay KJ, Polascik TJ. Focal therapy for prostate cancer. In: Partin AW, Dmochowski RR, Kavoussi LR, Peters CA, eds. Campbell-Walsh-Wein Urology. 12th ed. Philadelphia, PA: Elsevier, 2020, pp. 3616-3639, 3629-3620.

99. Emberton M, Bass EJ, Ahmed HU. Focal therapies in the treatment of prostate cancer. In: Smith JA, How-

ards SS，Preminger GM，Dmochowski RR，Hinman F，Fitzpatrick J，eds. Hinman's Atlas of Urologic Surgery. 4th ed. Philadelphia，PA：Elsevier，2017，pp. 619-632.

100.Guillaumier Stephanie，Peters Max，Arya Manit et al. A Multicentre Study of 5-year Outcomes Following Focal Therapy in Treating Clinically Significant Nonmetastatic Prostate Cancer. Eur. Urol，2018，74：422-429.

101.Shah，T.T.，Reddy，D.，Peters，M. et al. Focal therapy compared to radical prostatectomy for non-metastatic prostate cancer：a propensity score-matched study. Prostate Cancer Prostatic Dis：24，567-574（2021）.

102.Kluiwstra J U A，Tokano T，Davis J，Strickberger S A and Cain C A 1997 Real time image guided high intensity focused ultrasound for myocardial ablation：in vivo study IEEE Ultrason. Symp，1327-30.

103.Azzouz H and Rosette J J M C H 2006 HIFU：local treatment of prostate cancer EAU-EBU Update Ser，462-70，

104. Seip R，Tavakkoli J，Wunderlich A，Sanghvi N T，Dines K A and Crum L A 2002 Real-time detection of multiple lesions during high intensity focused ultra-sound（HIFU）treatments Proc. 2nd Int. Symp. on Therapeutic Ultrasound，pp 168-75.

105. Jeong J S，Chang J H and Shung K K 2009 Ultrasound transducer and system for real-time simultaneous thera-py and diagnosis for noninvasive surgery of prostate tis-sue IEEE Trans. Ultrason. Ferroelectr. Freq，Control 56 1913-22.

106. Jong Seob Jeong，Jonathan Matthew Cannata，K Kirk Shung. Adaptive HIFU noise cancellation for simultane-ous therapy and imaging using an integrated HIFU/im-aging transducer. Physics in medicine and biology，Y55（2010）1889-1902.

107. 曾朝强，王晶，张小明，汤梦月，郭志伟，陈天武. 基于多参数MRI对子宫肌瘤HIFU术后再干预风险预测模型的构建与评价.磁共振成像，2022，13（07）：68-74+111.

108. Stefanie J.C.G. Hectors，1，2 Igor Jacobs，et al. MRI

Methods for the Evaluation of High Intensity Focused Ultrasound Tumor Treatment：Current Status and Future Needs. Magnetic Resonance in Medicine，75：302-317（2016）.

109.刘当，何敏，张馨月，龚雪，陈文直，张炼，陈锦云.基于US-MRI影像融合引导HIFU消融智能手术培训学习曲线分析.中国超声医学杂志，2022，38（07）：815-819.

110.洪声秀.组织凝固性坏死对纵向弛豫时间T1测温的影响研究.重庆医科大学，2018.

111.胡强.基于频谱图像的无损测温方法研究.湖南师范大学，2017.

112.王丽婷.超声弹性成像在HIFU温度监测中的应用研究.东北大学，2017.

113.Fang Liu，Zhenlin Hu，Lei Qiu，et al. Boosting high-intensity focused ultrasound induced anti-tumor immunity using a sparse-scan strategy that can more effectively promote dendritic cell maturation. Journal of Translational Medicine，2010，8：7.

114.唐瑜.双歧杆菌适配体修饰的PFH/PLGA纳米粒超

声成像及增效 HIFU 治疗肿瘤的实验研究 . 重庆医科

大学，2022.